实用中医内科疾病基础与临床

SHIYONG ZHONGYI NEIKE JIBING JICHU YU LINCHUANG

郭明霞 等 主编

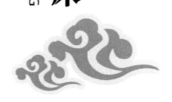

上海交通大学出版社
SHANGHAI JIAO TONG UNIVERSITY PRESS

内容提要

本书详细介绍了头痛、厥病、痿病、失眠、风温肺热病等临床常见疾病的中医治疗方式方法。每一章节均涉及了诊断标准、鉴别诊断、证候诊断、病因、病机等内容。本书的编写章节合理、内容紧凑、语言精练，具有实用性、科学性、创新性。适用于中医临床工作者以及在校医学生参考使用。

图书在版编目（CIP）数据

实用中医内科疾病基础与临床 / 郭明霞等主编. --
上海：上海交通大学出版社，2021
　　ISBN 978-7-313-25372-9

　　Ⅰ. ①实… Ⅱ. ①郭… Ⅲ. ①中医内科－疾病－诊疗
Ⅳ. ①R25

　　中国版本图书馆CIP数据核字（2021）第175383号

实用中医内科疾病基础与临床
SHIYONG ZHONGYI NEIKE JIBING JICHU YU LINCHUANG

主　　编：郭明霞 等
出版发行：上海交通大学出版社　　　　　　地　　址：上海市番禺路951号
邮政编码：200030　　　　　　　　　　　　电　　话：021-64071208
印　　制：广东虎彩云印刷有限公司
开　　本：710mm×1000mm 1/16　　　　　经　　销：全国新华书店
字　　数：218千字　　　　　　　　　　　　印　　张：12.5
版　　次：2023年1月第1版　　　　　　　　插　　页：2
书　　号：ISBN 978-7-313-25372-9　　　　印　　次：2023年1月第1次印刷
定　　价：198.00元

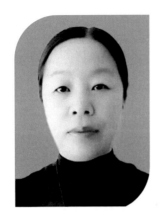

郭明霞

　　副主任医师，山东青岛人，毕业于山东中医药大学中医专业。现任山东省青岛市城阳区人民医院中医科主任，兼任山东省医师协会脾胃病专业委员会委员、世界中医药学会联合会心身医学专业委员会理事。擅长治疗内科常见病、多发病。尤其对慢性萎缩性胃炎等消化系统疾病、恶性肿瘤放化疗后、妇科病、不孕、不育（精子活动率低、精子液化不良等）、围绝经期综合征、乳腺增生、呼吸(孕妇感冒、咳嗽)、泌尿系结石、痤疮等经验颇丰。参与市级课题"中药热敷袋治疗妇科癥瘕临床研究""中药制剂内服联合灌肠治疗慢性直肠炎临床研究"两项，主持局级课题"肾排石汤治疗泌尿系结石的临床研究"等3项，发表论文《中医治疗消化性溃疡46例临床观察》《中药外敷治疗慢性盆腔炎90例》《补肾化痰活血汤治疗多囊卵巢综合征32例临床观察》《中药外敷治疗残留卵巢综合征52例临床观察》《肺间质纤维化的中医辨证治疗》等10余篇，获得国家实用新型专利3项。

前言
FOREWORD

中医学是我国重要的民族文化遗产，是历代人民在长期医疗实践中逐渐发展起来的，是具有独特理论风格和诊疗特点的医学体系。中医理论的探索方法与解释依据的独特性，也蕴蓄了它的特色。中医学的理论学说和医疗技术，直到现在还能有效地指导临床实践。中医学是一条不断发展的历史长河，是历史的延续性与创新性的辨证统一。中医学在历史上为保障中国人民的健康作出了重要贡献，如今在世界许多国家也越来越受到重视。

本书详细介绍了头痛、厥病、痿病、失眠、风温肺热病等临床常见疾病的中医治疗方式方法。每一章节均涉及了诊断标准、鉴别诊断、证候诊断、病因等内容。本书的编写章节合理，内容紧凑，具有三大特点。一是体现实用性，结合临床实用常规，将相应的问题逐一列出；二是强调科学性，由浅入深，循序渐进，做到名词解析简明清晰，文字表达准确精练，相关内容重点突出、层次分明，利于理解和掌握；三是突出创新性，除了传统的中医学知识外更是结合了当代国家行业标准，让大家有据可依，更好地古今结合，将中医学技能应用到实际临床中。

《实用中医内科疾病基础与临床》的编写出版，对于推动中医学知识的普及具有重要的作用，对整个中医学的发展以及医学国际交流将带来深远的影响。让我们把《实用中医内科疾病基础与临床》的编写成功作为一个新的起点，使中国医药更好地适应现代社会的需要，为人民和世界服务。

　　本书经过主编、副主编审校，数易其稿，力求至善至美。然而由于时间紧张、水平所限，不妥之处在所难免，诚恳希望各位同仁提出宝贵意见，以冀进一步修订完善。

《实用中医内科疾病基础与临床》编委会

2021 年 3 月

目录
CONTENTS

第一章　头痛 …………………………………………………………… (1)

第二章　厥病 …………………………………………………………… (25)

第三章　痿病 …………………………………………………………… (45)

第四章　失眠 …………………………………………………………… (62)

第五章　风温肺热病 …………………………………………………… (80)

第六章　肺胀 …………………………………………………………… (94)

第七章　哮病 …………………………………………………………… (112)

第八章　内伤发热 ……………………………………………………… (135)

第九章　艾滋病 ………………………………………………………… (151)

第十章　传染性非典型肺炎 …………………………………………… (172)

参考文献 ………………………………………………………………… (193)

第一章

头 痛

　　头痛是以患者自觉头部疼痛为特征的一种常见病证,可以发生在多种急慢性疾病中,有时亦是某些相关疾病加重或恶化的先兆。临床表现以头痛为主症,一侧、双侧或全头部疼痛,呈跳痛、灼痛、胀痛、重痛、针刺痛等,甚则伴恶心呕吐,难以忍受。外感六淫、内伤七情均可引发本病,其中由肝阳上亢、痰瘀互结导致头部持续性疼痛、反复发作、经久不愈者又称为头风。头痛病位在头,与肝、脾、肾密切相关。

　　中医治疗头痛有其特色与优势,除以药物治疗为主外,还可配合针灸、推拿、熨敷及饮食调护等。根据络脉气血通则不痛的特性,头痛的治疗原则在于"通络"。实证以祛邪通络为主,具体的治法包括疏风散寒、疏风清热、祛风胜湿、活血化瘀、化痰降浊、平肝潜阳等;虚证以扶正通络为主,具体的治法包括补肾养阴、气血双补等。

　　近年来本病发病率呈上升趋势,尤其是偏头痛,一般人群发病率达5%。流行病学调查表明,我国患病率为985.2/10万,年发病率为79.7/10万,各个年龄阶段人群均可发病,30岁以下发病者逐年增长,男女比例为1∶3.5,女性以20～24岁年龄段发病率最高(308/10万),男性以20～29岁年龄段发病率最高(69.5/10万)。随着精神心理和社会因素的影响,头痛发病率呈逐年上升的趋势。调查还发现,偏头痛的发病率以内陆高原最高,中南沿海患病率较低。北方内陆地区夏季头痛发作频率最高为55.3%,南方地区春季偏湿暖春季发病率最高为46.3%。

　　本章重点论述头风头痛,西医学中的偏头痛、三叉神经性头痛等,均可参照本章辨证论治。

一、诊断标准

参照国家中医药管理局发布的《中华人民共和国中医药行业标准·中医病证诊断疗效标准·中医内科病证诊断疗效标准》诊断。

（1）头痛部位多在头部一侧额颞、前额、巅顶，或左或右辗转发作，或呈全头痛。头痛的性质多为跳痛、刺痛、胀痛、昏痛、隐痛，或头痛如裂等。头痛每次发作可持续数分钟、数小时、数天，也可持续数周。

（2）隐匿起病，逐渐加重或反复发作。

（3）查血常规，测血压，必要时做腰穿、骨穿、脑电图。有条件时做经颅多普勒、CT、磁共振等检查，以明确头痛的病因，排除器质性疾病。

二、鉴别诊断

（一）类中风头痛

类中风头痛多见于中老年人，常有眩晕反复发作；若有头痛突然加重，兼有肢体麻木、活动不灵、口舌㖞斜，或言謇语塞；甚则神志昏迷、不省人事等。颅脑CT或磁共振成像（MRI）检查有梗死或出血灶。而头痛多反复发作，发作时痛势剧烈，久治不愈，但发作过后不遗留肢体活动或言语障碍，颅脑CT或MRI检查无异常，可资鉴别。

（二）真头痛

真头痛多呈突然剧烈头痛，常表现为持续钝痛，阵发性加剧，且咳嗽、喷嚏、大便用力等均可使头痛加重。头痛以清晨时明显，或可在夜间痛醒，可伴恶心呕吐，病重时甚至呕吐如喷不已，以至肢厥、抽搐，且发夕死，夕发旦死，抢救不及，立致死亡。头痛发作时也可剧烈头痛，且反复发作，头痛多在睡眠后减轻。临床上可根据病史、脑CT、脑血管造影（MRI）等进行鉴别。

（三）外感头痛

外感头痛多由风寒湿邪、阻滞经络、络脉不通而引起，其痛势一般较轻，且伴有恶寒发热、咽痛、肢痛、咳嗽、咳痰等外感表证的症状，且头痛随病愈而止，多无反复发作。头风头痛可由外邪诱发，但痛势剧烈，其他表证症状不明显，且持续时间久，同一外邪可引起头痛反复发作，部位、症状相似，可以鉴别。

三、证候诊断

参照国家中医药管理局脑病急症科研协作组制定的《头风病证候诊断标准》可分为以下几种。

（一）风证

1.起病及诱因

遇风发病或加重（1分）；起止无常（3分）；发病急骤（8分）。

2.头痛性质和特点

巅顶痛（3分）；跳痛（4分）；头痛不固定或窜痛（5分）；头痛如裂（5分）；头痛时轻时重（6分）。

3.脉象

弦脉（2分）。

4.舌象

（1）舌苔：苔腻或水滑（5分）；舌苔厚腻（6分）。

（2）舌体：舌体胖大（2分）；舌体胖大，有齿痕（3分）。

5.其他症状

头晕或目眩（2分）；颈项强（4分）。

（二）火热证

1.起病及诱因

饮酒或过食辛辣物发病或加重（1分）；遇热发病或加重（3分）。

2.头痛性质和特点

胀痛（1分）；头痛如裂（3分）；灼痛（5分）。

3.舌象

苔黄（3分）；舌质红（5分）；舌红苔黄（8分）。

4.脉象

脉数（2分）；脉大有力（3分）。

5.其他症状

便干、便秘或尿黄，或心烦易怒，或面红目赤，或口干、口苦、口臭（3分）。

（三）痰湿证

1.起病及诱因

饮酒后发作或加重（1分）；阴雨天发作或加重（2分）。

2.头痛性质和特点

昏痛（3分）；头痛如裹（5分）。

3.舌象

（1）舌苔：苔腻或水滑（5分）；舌苔厚腻（6分）。

(2)舌体：舌体胖大(2分)；舌体胖大,有齿痕(3分)。

4.脉象

脉滑或脉濡(2分)。

5.其他症状

恶心、呕吐、痰涎,或全身困重,或形体肥胖,或胸闷痞满,或困倦嗜睡(2分)。

(四)血瘀证

1.头痛性质和特点

痛如针刺(6分)；固定不移(7分)。

2.舌象

舌黯(3分)；舌有瘀点(5分)；舌有瘀斑(6分)；舌紫黯(7分)。

3.脉象

脉涩(1分)。

4.病程

头痛日久(3分)。

5.其他症状

口唇紫黯或面色晦黯(2分)。

(五)郁病

1.起病及诱因

月经前期发作或加重(3分)；因情志诱发或加重(4分)。

2.情志状态

抑郁或心烦易怒(4分)；善悲欲哭(5分)。

3.头痛性质和特点

胀痛或闷痛(4分)。

4.脉象

弦脉(2分)。

5.其他症状

妇女乳房胀痛(2分)；少腹胀满窜痛(2分)；梅核气(2分)；胸闷胁痛(4分)；胸胁胀满窜痛(5分)。

(六)气虚证

1.起病及诱因

房劳后诱发或加重(3分)；劳累后诱发或加重(3分)。

2.头痛性质和特点

隐痛、空痛或午后加重、绵绵作痛(4分)。

3.舌象

舌质淡(3分);舌胖或有齿痕(4分);舌体胖有齿痕(6分)。

4.脉象

脉虚无力(2分)。

5.其他症状

心悸(1分);自汗(2分);神疲乏力、少气懒言或言语低怯(3分)。

(七)血虚证

1.起病及诱因

房劳后诱发或加重(3分);劳累后诱发或加重(3分)。

2.头痛性质和特点

隐痛、空痛或午后加重、绵绵作痛(4分)。

3.舌象

舌质淡(3分)。

4.脉象

脉细(2分)。

5.其他症状

肢体持续麻木(2分)。

(八)阴虚证

1.起病及诱因

房劳后诱发或加重(3分);劳累后诱发或加重(3分)。

2.头痛性质和特点

隐痛、空痛或午后加重(4分)。

3.舌象

舌红少苔(5分);舌红无苔(7分)。

4.脉象

脉沉细或细数(2分)。

5.其他症状

便干、口舌咽干(2分);盗汗或潮热或五心烦热(2分)。

(九)阳虚证

1.起病及诱因

遇热缓解或减轻(3分);遇寒发作或加重(3分)。

2.头痛性质和特点

隐痛、空痛、午后头痛加重、绵绵作痛(4分)。

3.舌象

舌质淡苔白(3分);舌质淡苔水滑(5分)。

4.脉象

脉沉迟或脉微(3分)。

5.其他症状

面色白(2分);大便溏稀或五更泄(2分);畏寒肢冷(1分)。

评分说明:每一证候的得分是将这一证候的各项所得最高分相加而成,满分均为20分。

证候诊断说明:证候得分5分为证候诊断成立。其中:5~10分为轻度,11~15分为中度,≥16分为重度。

四、病因

(一)原发病因

1.外感六淫

起居不慎,坐卧当风。风性轻扬,且为六淫之首,多夹寒、热、湿邪为患。若夹寒者,寒凝血滞,络脉不畅,绌急而痛;若夹热邪,风热上炎,扰乱气血,气血逆乱,清窍被扰;热邪耗灼精血,络脉失荣而痛;若夹湿邪,风伤于巅,湿困清阳,蒙蔽清窍,脑髓络脉失充而成。

2.情志所伤

忧郁过度,肝失条达,或恼怒伤肝,气郁化火,或邪热上犯清窍,或灼津炼液生痰,或火伤肾阴,阴虚阳亢,均可上扰清窍,使气血逆乱而致头痛。

3.饮食所伤

饥饱失宜,过食生冷,损伤中阳,则中焦温化不利,气血化生乏源,遂致清窍、络脉失于充养而痛;或过食肥甘,饮酒无度,脾失健运,聚湿成痰,蒙蔽清窍,致使清阳不升浊阴不降,痰瘀痹阻,络脉不通而致头痛。

4.劳倦过度

久坐伏案,气血运行不畅,清窍失养;或房事不节,淫欲过度,损伤肾精,精气不足,髓海空虚;或思虑过度,耗伤脾气,清气不升,清浊升降失序,皆可导致头痛。

(二)继发病因

吐血、崩漏、便血或产后出血过多等,导致营血亏损,气随血脱而成气血两虚。气虚则清阳不升,血虚则络脉失充,脑髓失养,皆可导致头痛。

不论何种原因引起的头痛,皆可因外感六淫、内伤七情、饮食不节、劳倦过度、大病之后而诱发或加重头痛发作。

五、病机

(一)发病

由外感六淫、情志所伤所引起的头痛,一般呈现急性发作;由劳倦失宜、久病失血所致头痛,多为缓慢性发作,但可有阵发性加剧的发病特点。

(二)病位

本病病位在头,与肝、脾、肾密切相关。

(三)病性

本病有外感、内伤之分。外感头痛多由外邪引起,尤以风邪为主,夹寒、热、湿邪为患,其证属实;内伤头痛,有以气血亏虚、肝肾不足为主属虚证者,亦有肝阳上扰、瘀血痰浊、闭阻清窍属实或虚实夹杂者。

(四)病势

发作期及发病初期以风、火、痰、瘀标实证表现为主;病久或缓解期,则虚证逐渐显露,由肝及脾,进而及肾,终致肝、脾、肾三脏俱虚。

(五)病机转化

外感头痛,一般病程短,治疗较易,预后较好。内伤头痛,一般病程较长,反复不愈,治疗较难。在发病过程中,各种病因病机可以相互影响,相互转化,形成虚实夹杂;或阴损及阳,阴阳两虚;或肝风痰火,上蒙清窍,阻滞经络,并发中风、眩晕、偏盲等病。本病一般表现为本虚标实;在早期及发作期标实证候突出,如肝阳上亢、痰浊中阻、瘀血内停等;病证后期或缓解期,本虚证候表现逐渐明显,如气血不足、脑髓不充、肾精亏损等。

(六)证类病机

1.外感六淫证

风、寒、热、湿诸邪客于肌表,循经上扰巅顶,邪遏清窍,阻滞脉络,故作头痛;

风邪束表,卫阳被郁故见恶寒、发热、头痛等,苔薄、脉浮均为风邪在表之象。风寒头痛起病较急,其痛如破,连及项背,恶风畏寒,遇风尤剧,口不渴,苔薄白,脉多浮紧。风热头痛头痛胀而如裂,发热或恶风,口渴欲饮,面红目赤,便秘尿黄,舌红苔黄,脉浮数。风湿头痛如裹,肢体困重,胸闷纳呆,小便不利,大便或溏,苔白腻,脉濡滑。

2.肝阳证

多因平素气恼劳碌,阴阳失调,肝失调达,气机不畅,肝气郁结,久郁化火,复因情志相激,肝阳上亢,风火相煽,鼓荡气血,逆乱上冲犯脑,故见头胀痛而眩,心烦易怒,胁痛,夜眠不宁,口苦,舌红苔薄黄,脉沉弦有力。本证邪实,素体阳盛、体壮实者多见此证。肝阳上冒清空,故头痛;肝阳化火,循经上升于面颊则眩晕、头胀、面部潮红;肝火扰动心神,故少寐多梦;舌质红苔黄、脉弦,均为肝阳上亢之征。肝阳肝风最易扰乱神明,而致清窍闭塞,而转化为中风病。

3.痰浊证

平素饮食不节,嗜好膏粱厚味及烟酒等易生痰浊、内热之物,则脾胃受伤,运化失司,痰浊内生而见头痛昏蒙,伴胸脘满闷,呕恶痰涎,舌胖大有齿痕,苔白腻,脉沉弦或沉滑。痰浊上蒙清窍,故头痛;痰浊阻遏清阳,故倦怠头重如蒙;清阳不升,浊阴不降,气机不利,故伴胸闷、恶心而时吐痰涎;舌胖苔浊腻、脉滑或濡缓,均为痰浊内蕴之证。

4.气血虚证

年老体衰、久病体虚、产后失血或脾胃不足,化源亏虚,导致气血不足,脑失所养,故头痛绵绵、劳累则更甚;血虚故头晕目眩,面色不华,唇甲苍白;心神失养,则心悸少寐;脾失健运,故伴纳呆体倦;舌淡质胖嫩、脉细,均为气血亏虚之征。

5.肾虚证

素体肝肾阴虚,肾精虚亏,不能生髓养脑,故头痛久作、精神萎靡、头晕耳鸣、眩晕频作;腰为肾之府:肾精亏虚故腰膝酸软;肾虚不能封藏固摄,故遗精滑泄;肾精不足,阴不维阳,虚热内生,故颧红、咽干、五心烦热、苔少或光剥,脉细数;肾精不足,无以化气,致肾阳亦衰,故面色白,形寒肢冷,舌淡嫩,脉细弱。本症多见于老年人及久病体虚之人,以阴虚为主,阴虚多生内热,内热灼伤阴精,则阴虚日甚。病久则阴损及阳,终致阴阳俱损。临床上单纯阴虚头痛者并不多见,每多夹有气虚、血瘀、痰浊为患,但总以阴虚为本。

6.瘀血证

本症可见于头痛各型,多由病久不愈、久病入络而致。症见头痛经久不愈,其痛如刺,固定不移,舌紫或有瘀斑、苔薄白,脉沉细或细涩。瘀血内阻,络道不通,气血不能正常运行,故头痛时作,瘀血乃有形之邪,留滞不去,则痛有定处;瘀血不去,新血不生,心神失养,故可兼见心悸、不寐、健忘、神疲、恍惚等症;唇紫、舌有瘀斑为内有瘀血之征。

六、辨证思路

(一)辨久暂

暂病之头痛,多因外邪所致,大多痛势较剧,多表现为掣痛、跳痛、灼痛、胀痛、重痛、痛无休止;久病之头痛,多因内伤所致,大多痛势较缓,多表现为隐痛、空痛、昏痛、病势悠悠、遇劳则剧、时作时止。若瘀血头痛,痛处固定不移,痛如锥刺。

(二)辨虚实

大抵外感头痛如风寒头痛、风湿头痛、风热头痛及内伤头痛之肝郁化火头痛多属实证;内伤头痛之肝肾阴虚头痛、阴血亏虚头痛多属于虚证,往往平素体虚。至于痰浊、瘀血所致者,则又虚中有实,自当分别施治。

(三)辨部位

头为诸阳之会,三阳经均循头面,厥阴经亦上会于巅顶。辨别头痛,若能根据经脉循行部位加以判断,则对审因论治,均有所帮助。太阳头痛:多在头后部,下连于项;阳明头痛:多在前额及眉棱。少阳头痛:多在头之两侧,连及耳部。厥阴头痛:在巅顶部位,或连于目系。

头痛的治疗原则在于"通络"。实证以祛邪通络为主,具体的治法包括疏风散寒、疏风清热、祛风胜湿、活血化瘀、化痰降浊、平肝潜阳等;虚证以扶正通络为主,具体的治法包括补肾养阴、气血双补等。

七、分证论治

(一)外感头痛

1.风寒

(1)症舌脉:头痛起病较急,其痛如破,连及项背,恶风寒,遇风尤剧,口不渴,苔薄白,脉多浮紧。

(2)病机分析:本症为外感头痛之风寒证。头为诸阳之会,素体卫气不足,卫外不固或将养失宜,感受风寒,风性清扬善犯阳位;寒性凝敛,闭阻经脉阳气,风邪夹寒循太阳经上犯巅顶,清阳之气被遏,头痛乃作。太阳经主一身之表,其经脉上行巅顶,循项背,故其痛连及项背;风寒阻于肌表,卫阳被郁,失于温煦而不得宣达,故恶风寒;寒属阴邪,得温则减,故头痛遇风加剧,喜裹喜温;无热则口不渴;苔薄白,脉浮紧,俱为风寒在表之象。

(3)治法:疏风散寒,通络止痛。

(4)方药运用。

常用方:川芎茶调散(《太平惠民和剂局方》)。

组成:川芎、荆芥、防风、羌活、白芷、细辛、薄荷。

加减:若寒犯厥阴,引起巅顶头痛,伴干呕、吐涎,甚则四肢逆冷、苔白脉弦,治当温散厥阴寒邪,方用吴茱萸汤(《伤寒论》)加减吴茱萸、人参、生姜、大枣。阳虚恶寒较甚,加炙麻黄、熟附子以温阳散寒。寒凝痛甚者,加蜈蚣、制川乌以散寒止痛。

常用中成药:①通天口服液,每次 10 mL,每天 3 次。温经通络,散寒止痛。适用于风寒头痛。②正天丸:每次 6 g,每天 2～3 次。温经止痛。适用于风寒头痛。③川芎茶调颗粒:每次 1 袋,每天 2 次。温经散寒止痛,适用于风寒头痛。

(5)针灸运用。

取穴:风池、外关、丰隆、足三里。

操作:风池进针时,针尖稍向上方斜刺,用捻转法,使针感向额部放散;其他各穴均用提插法,以加强针感;各穴均可配合灸法以增强温散的作用。每天1 次。10 次为 1 个疗程。

方解:风寒夹痰,阻滞于头部三阳经络,络道不通,因而致痛,故取风池、外关以疏散外受之风邪;取丰隆、足三里以疏通阻滞之痰浊,风祛痰化,络脉畅通。更应根据疼痛部位,结合对症取穴,以疏通局部气血而收止痛之效。

(6)临证参考。

本证以风寒入络、阳气郁闭的邪实为主,故以祛邪为主。治疗方药,多选辛温散寒、疏风通络之品。因风药走散,久服伤气;风药药性偏颇,易伤阴津,故应中病即止,不宜久服。风药性升,对有阳亢征象之人要慎用;对气血不足、阴虚精亏之人亦应慎用,或适当配伍养血润燥之品如当归、熟地黄等药;总之宜把握用药时机,旨在祛邪而不伤正。

2.风热

(1)症舌脉:头痛而胀,甚则头痛如裂,发热或恶风,口渴欲饮,面红目赤,便秘尿黄,舌红苔黄,脉浮数。

(2)病机分析:热为阳邪,其性上炎,风热中于阳络,上扰清窍,故头痛而胀,甚则头痛如裂。面红目赤,亦为热邪上炎之征;风热之邪郁遏卫气故发热,邪气在表故恶风;热盛伤津,可见口渴欲饮、便秘尿黄;舌质红、苔黄、脉浮数均为风热邪盛之象。

(3)治法:疏风清热,通络止痛。

(4)方药运用。

常用方:芎芷石膏汤(《医宗金鉴》)加减川芎、白芷、菊花、羌活、生石膏、薄荷、栀子。

加减:若热盛伤津,症见舌红少津,可加知母、石斛、天花粉清热生津;大便秘结、口鼻生疮、腑气不通者,可合用黄连上清丸以苦寒降火、通腑泄热。

常用中成药:①芎菊上清丸,每次 6 g,每天 2~3 次。疏风清热,通络止痛,适用于风热头痛。②清开灵冲剂,每次 1 袋,每天 3 次。清热解毒,疏风通络,适用于风热化火头痛。③清热解毒口服液,每次 10~20 mL,每天 3 次。清热解毒,疏风散邪,适用于风热头痛。

(5)针灸运用。

取穴:商阳、关冲、少泽、曲池、合谷、丰隆。

方义:风热夹痰,阻塞经络,经气不利,则为疼痛,并伴见痰热症状,故治宜疏风散热。取手三阳经之井穴点刺出血,以宣泄三阳经之风热;取曲池、合谷以清手足阳明之热;配丰隆以去痰浊,痰热得去,疼痛可望缓解;结合对症取穴,可以加强止痛效果。

(6)临证参考。

本证由素体阳热亢盛又感受风热外邪而诱发,也有风寒日久化热者。治疗应分清热邪之在表、在里。表热重者,加强疏风清热之功,使邪自表而解;里热甚者,重在通腑泄热,使热邪自二便而去。

3.风湿

(1)症舌脉:头痛如裹,肢体困重,胸闷纳呆,小便不利,大便或溏,苔白腻,脉濡滑。

(2)病机分析:湿为阴邪,受风邪裹夹上犯巅顶,闭阻清阳,清窍阳气不展,故头痛如裹;脾司运化而主四肢,内外之邪同气相求,湿邪中阻,困遏脾阳,故见四肢困重、纳呆胸闷;湿邪内蕴,不能分清泌浊,故小便不利、大便溏泄;苔白腻,脉濡均为湿浊中阻之象。

（3）治法：祛风胜湿。

（4）方药运用。

常用方：羌活胜湿汤（《内外伤辨惑论》）。

组成：羌活、独活、防风、藁本、川芎、蔓荆子、甘草。

加减：胸闷纳呆、便溏，可加苍术、厚朴、陈皮；恶心呕吐者，可加生姜、半夏、藿香；若见身热汗出不扬胸闷口渴者，为暑湿所致，用黄连香薷饮加藿香、佩兰等。

常用中成药：藿香正气水，每次 10～20 mL，每天 3 次。解表祛湿，散风通络。适用于风湿头痛。

（5）针灸运用。

取穴：风池、头维、三阳络、足三里。

操作：风池进针时，针尖稍向上方斜刺，用捻转法，使针感向额部放散；其他各穴均用提插法，以加强针感。每天 1 次。10 次为 1 个疗程。

方解：风湿阻滞于头部三阳经络，络道不通，因而致痛，故取风池、头维以疏散外受之风邪；取三阳络、足三里以疏通阻滞之痰浊，风去痰化，络脉畅通。更应根据疼痛部位，结合对症取穴，以疏通局部气血而收止痛之效。

（6）临证参考。

湿邪属阴邪，借风邪上扬之力到达巅顶，闭阻清阳，非温阳通达不能除之。治疗多选辛开温化之剂，但不可过用温燥及辛香走窜之品，以防伤及阴液。如有化热倾向，见身热不扬、口苦咽燥、小便短赤，舌红苔黄者，当佐清泄之剂。应注意风药的运用在治疗中必不可少，因"高巅之上，惟风药可及"，湿邪赖风邪裹夹才能上犯，因此只有祛除风邪，湿邪才能尽去。

（二）内伤头痛

1.肝阳

（1）症舌脉：头胀痛而眩，心烦易怒，胁痛，夜眠不宁，口苦，舌红苔薄黄，脉沉弦有力。

（2）病机分析：由于肝肾阴虚，肝阳偏亢，阴阳失去相对平衡，形成了上盛下虚的病理状态；肝主疏泄，最喜条达，若郁怒忧思，致气郁不畅，郁而化火，风火相煽，上扰清窍，自然可见头痛眩晕，肝火偏亢，扰乱心神，则心烦易怒，夜眠不宁；肝胆气郁化火上炎，可见面红耳赤、口苦咽干等症，如邪热充斥三焦，还可见尿赤便干；舌质红或红绛是阴液不足的表现，舌苔薄黄系风阳化热，脉弦有力则为肝风内盛的征象。

（3）治法：平肝潜阳。

（4）方药运用。

常用方：天麻钩藤饮（《杂病证治新义》）。

组成天麻、钩藤、石决明、黄芩、栀子、牛膝、杜仲、桑寄生、夜交藤、茯神、生龙牡。

加减：肝肾阴虚而头痛朝轻暮重，或遇劳而剧，脉弦细，舌红苔薄少津者，酌加生地、何首乌、女贞子、枸杞子、旱莲草、石斛滋养肝肾；如头痛甚剧、胁痛者，加郁金、龙胆草、夏枯草等。

常用中成药：①复方羊角胶囊，每次2～3粒，每天3次。15天为1疗程。平肝潜阳，清热息风。适用于肝阳上亢的头痛。②全天麻胶囊，每次2～3粒，每天3次。15天为1疗程。平肝潜阳，补益肝肾。适用于肝阳上亢、肝肾亏虚型头痛。③清开灵注射液，40～60 mL加入5％葡萄糖注射液（或0.9％氯化钠注射液）250 mL中，静脉滴注，每天1次。7～14天为1疗程。清热解毒，平肝息风。适用于肝阳上亢、肝火上炎，或兼夹风热症之头痛。

（5）针灸运用。

取穴：太冲、太阳、风池、阳辅、中封、头维。

方义：太冲为肝经原穴，配经外奇穴太阳和少阳与阳维之会风池，有平肝潜阳、清头目之效；中封、阳辅分别为肝、胆经之经穴，又为清泻肝胆热之对穴，配足阳明胃经与足少阳胆经之交会穴头维，是治疗肝阳上亢头痛的特效穴。

（6）临证参考。

风阳火邪上扰清窍是本证的基本病机，以邪热标实为急；本型又常有肝火上扰的前驱征象，因此，祛邪是治疗的关键。当疏肝理气、清热降火以调理气血；风火之邪易夹血上逆，每加用凉血降逆之品，以引血下行。邪热上扰神明，进一步发展有邪闭脑窍，发展为中风病的趋势。因此，祛邪以防闭窍、养阴以治根本及预防变证在治疗中不容忽视。

2.痰浊

（1）症舌脉：头痛昏蒙，胸脘满闷，呕恶痰涎，舌胖大有齿痕，苔白腻，脉沉弦或沉滑。

（2）病机分析：素蕴痰湿，遇情志劳累等诱因使气机逆乱于心胸，进而痰湿郁积中焦或肝阳素盛，又兼平时饮食不节，嗜酒过度或劳倦内伤致使脾失健运，聚湿生痰，上蒙清窍；脾运力薄，清阳不升，则可发生头痛、眩晕，并见痰多等症；痰阻胸膈，则胸脘满闷，痰浊上逆，故呕恶痰涎。舌苔白腻、脉沉滑均属痰浊内停之象。

(3)治法:健脾化痰,降逆止痛。

(4)方药运用。

常用方:半夏白术天麻汤(《医学心悟》)加减半夏、天麻、生白术、茯苓、陈皮、生姜、大枣。

加减:口苦便秘,加竹茹、枳实、黄芩清热燥湿。

常用中成药:半夏天麻丸,每次 1 丸,每天 2~3 次。祛风除湿,通络止痛,补益肝肾。适用于痰浊头痛。

(5)针灸运用。

取穴:丰隆、太阳、上星透百会、阴陵泉、中脘、头维。

方义:丰隆为胃经之络,阴陵泉为脾经之合,中脘为胃之募,三穴有健中州、化痰浊之功;上星透百会可醒神清脑;头维、太阳善治偏正头痛及昏蒙。

(6)临证参考。

此证乃饮食不节,损伤脾胃,痰湿内生,上蒙清窍;痰湿之邪流窜经络,引动宿疾,风、痰、湿、瘀互阻,脑窍不利所致。痰湿郁久化热,伴见口苦、大便不畅、苔黄腻、脉滑数者,去白术加黄芩、枳实、竹茹;伴眩晕昏蒙较甚、耳鸣重听、神志不宁者,加胆南星、石菖蒲、远志;痛甚者,加白芷、细辛、全蝎、蜈蚣。

3.瘀血

(1)症舌脉:头痛经久不愈,其痛如刺,固定不移,舌紫或有瘀斑、苔薄白,脉沉细或细涩。

(2)病机分析:久病入络,瘀血内停,脉络不畅,故头痛经久不愈,痛有定处,且如锥刺,是瘀血疼痛的特点;舌质紫或有瘀斑,脉细涩是瘀血内阻之征。

(3)治法:通窍活络化瘀。

(4)方药运用。

常用方:通窍活血汤(《医林改错》)加减人工麝香、生姜、葱白、桃仁、红花、川芎、赤芍。

加减:头痛甚者,加入全蝎、蜈蚣;久病气血虚明显者,加黄芪、当归。

常用中成药:①血府逐瘀口服液/胶囊,每次 10~20 mL,一次 6 粒,每天 2 次。1 个月为 1 疗程。活血通络止痛。适用于瘀血阻络的头痛。②当归素片,每次 100 mg,每天 3 次。1 个月为 1 疗程。活血理气,通络止痛。适用于气血不足、瘀血阻络的头痛。③盐酸川芎嗪注射液,80 mg 加入 5% 葡萄糖注射液 500 mL 中,静脉滴注,每天 1 次。10 天为 1 疗程。活血化瘀,通络止痛。适用于瘀血阻络的头痛。④苦碟子注射液,40 mL 加入 0.9% 氯化钠注射液 250 mL 中,静脉滴注,每天 1 次,14 天为 1 个疗程。适用于瘀血阻滞的头痛患者。

(5)针灸运用。

取穴:风池、血海、率谷、三阴交、阿是穴、太冲,太阳刺络拔罐。

方义:太冲、血海、三阴交相配行气活血,佐风池、率谷通调胆经以助其疏利,太阳刺络拔罐可活血化瘀止痛。

(6)临证参考。

久病入络、久痛入络,血瘀证可以出现在头痛的各类证候中,应辨证论治,灵活配用其他药物,如理气活血常配香附、橘红、砂仁;益气活血常重用黄芪、党参;养血活血常重用当归、川芎、熟地黄;凉血活血常配牡丹皮、生地黄、羚羊角;温阳活血常配炮附子、干姜、鹿茸;育阴活血常配何首乌、白芍、女贞子等。以上药物可根据正邪偏重,选择应用。

4.肾虚

(1)症舌脉:头痛而空,每兼眩晕,腰痛酸软,神疲乏力,遗精,带下,耳鸣少寐,舌红少苔,脉细无力。

(2)病机分析:脑为髓海,其主在肾,现肾虚髓不上荣,脑海空虚,故头脑空痛、眩晕耳鸣;腰为肾之府,肾虚精关不固而遗精,女子则带脉不束而带下;少寐、舌红少苔、脉细无力是肾阴不足、心肾不交之象。

(3)治法:补肾养阴。

(4)方药运用。

常用方:大补元煎(《景岳全书》)加减。

组成:熟地黄、山萸肉、山药、枸杞子、人参、当归、杜仲。

加减:虚热重,加知母、地骨皮、桑椹子;盗汗重,加煅龙骨、煅牡蛎。

常用中成药:①杞菊地黄丸,每次 6~8 g,每天 3 次。滋补肾阴,清利头目。适用于肝肾阴虚的头痛。②知柏地黄丸,每次 6~8 g,每天 3 次。滋补肝肾,清退虚热。适用于肾阴虚的头痛。③左归丸:每次 6~8 g,每天 3 次。滋补肝肾。适用于肝肾阴虚的头痛。④右归丸:每次 6~8 g,每天 3 次。温补肾阳。适用于肾阳虚的头痛。

(5)针灸运用。

取穴:风池、完骨、天柱、肾俞、命门、太溪。

方义:风池、完骨、天柱益髓充脑,肾俞、命门、太溪补肾填精,共疗肾精亏虚之头痛。

（6）临证参考。

头痛日久不愈，应注意病久及肾，肾精亏虚，治当填精补髓，重视如紫河车、何首乌等药物的应用。对于下焦虚寒、寒气上逆的"肾厥头痛"，即头痛具有每发于子夜、或子夜较甚、头热足冷、其脉浮弦、而沉按无力、舌淡等辨证特点，可选用玉真丸。玉真丸是在半硫丸（半夏、硫黄）的基础上，加石膏、硝石而成。硫黄味辛性热有毒，温肾散寒；半夏温胃而降逆气；硝石咸寒以石膏同用，能入肾精，而石类重降，与半夏、硫黄相配，起到寒热拮抗，协同降逆的作用。近年来，有医者用医门黑锡丹代替玉真丸。黑锡丹由硫黄、黑锡二味组成，当偏头痛具有上述辨证特点且多方治疗无效果时可以选用。

5.气血虚

（1）症舌脉：头痛而晕，心悸不宁，遇劳则重，自汗，气短，畏风，神疲乏力，面色白，舌淡苔白，脉沉细而弱。

（2）病机分析：头为清窍，赖气血之充养。素体气血亏虚或失血、亡血之后，气随血脱，成气血双虚之证。血虚脑脉失养故头痛，遇劳尤甚；虚火上扰，可见头晕；血不足则心神失养，故心悸易慌；气虚则神疲乏力，自汗气短，面色白。舌淡苔白，脉沉细而弱，为气血两虚之象。

（3）治法：气血双补。

（4）方药运用。

常用方：八珍汤（《丹溪心法》）加减。

组成：当归、熟地黄、白芍、川芎、人参、白术、茯苓、甘草、菊花、蔓荆子。

加减：畏风怕冷加黄芪、党参、细辛；耳鸣心烦、少寐加制首乌、枸杞子、黄精、炒酸枣仁等。

常用中成药：①当归素粉针剂，100 mg 加入 5％葡萄糖注射液 500 mL 中，静脉滴注，每天 1 次，10～14 天为 1 疗程。益气活血，通络止痛。适用于气血亏虚、瘀血阻络的头痛。②养血清脑颗粒，每次 1 袋，每天 3 次。养血活血止痛。适用于血虚头痛。

（5）针灸运用。

取穴：上星、血海、膈俞、足三里、三阴交，头痛而晕加百会，血虚内热加内关、太冲。

方义：本方取上星疏导督脉，和络止痛；血海、膈俞活血养血，足三里、三阴交补脾健胃、益气养血，使气血充沛，则髓海得以濡养而头痛可止。

(6)临证参考。

本证多发生于久病或产后或体虚之人。此乃正气虚弱,脑窍脉络失养,痰瘀伏邪羁留不去,乘虚作祟所致。临床应分清气虚、血虚的偏重不同用药,偏气虚者用四君子汤,偏血虚者用四物汤,气血双亏者用八珍汤,气血阴阳俱虚者用十全大补汤,随证加减搜痰、化瘀、通络、止痛之品,以达益气养血、滋阴扶阳、活血化瘀、祛痰利窍、缓急止痛之效。

八、按病位论治

(一)辨病位选引经药

临床治疗头痛,主要根据上述辨证论治的原则,同时按照头痛的部位,参照经络循行路线,选用不同的引经药,对发挥原方的疗效有确切的帮助。如太阳头痛选羌活、防风;阳明头痛选白芷、葛根;少阳头痛选用川芎、柴胡;太阴头痛选用苍术;少阴头痛用细辛;厥阴头痛选用吴茱萸、藁本等。

(二)辨病位循经取穴

1.前额痛(足阳明经)

(1)取穴:①印堂、太阳、列缺。②阳白、太阳、合谷。③攒竹、太阳、合谷。

(2)操作:印堂、攒竹、阳白施捻转泻法,余穴均施捻转提插泻法。

(3)方解:本组配方均为循经取穴,本"经脉所过,主治所及"之意,以局部取穴与五输配穴为主。以下经脉取穴方义同此,不再赘述。

2.偏头痛(足少阳经)

(1)取穴:①风池、太阳、外关。②风池、头维、阳辅。③风池、绝骨、侠溪。

(2)操作:外关直刺,捻转泻法;头维平刺,捻转泻法;阳辅、绝骨、侠溪直刺,捻转提插泻法。

3.颈项痛(足太阳经)

(1)取穴:①风池、后溪。②风池、昆仑。③风池、风府、天柱。

(2)操作:后溪握拳取穴,直刺,捻转泻法;昆仑直刺,捻转泻法;风府坐位垂头取穴,向内下雀啄进针,一有电击感到达全头立即出针;天柱直刺5~8分,捻转补法。

4.巅顶痛(足厥阴经)

(1)取穴:①百会、太冲。②百会、列缺。

(2)操作:百会平刺,透向强间、后顶,捻转泻法;太冲直刺,提插捻转泻法;余穴同前。

5.颅内痛（足少阴经）

(1)取穴：①风池、完骨、百会、太溪。②天柱、太阳、复溜。

(2)操作：完骨沿乳突后下方斜刺，捻转补法；复溜直刺，捻转补法；余穴同前。

6.首如裹（足太阴经）

(1)取穴：①太阳、头维、三阴交。②阳白、百会、阴陵泉。

(2)操作：阴陵泉直刺，捻转提插泻法；余穴同前。

九、其他中医疗法

(一)中药塞鼻

鼻腔直通脑部，药物塞鼻可以很快地通过黏膜吸收，进入丰富的血管，达到病所，发挥作用。常用处方如下：

(1)定痛散：细辛、徐长卿、川芎各 9 g，蜈蚣、山楂各 6 g，冰片 0.5 g 分别研细末后和匀，装瓶备用，以绸布一小块，包药末少许，塞入鼻中，左右交替塞用，每天更换 1～2 次，偏头痛者，左侧痛塞右边，右侧痛塞左边。上药用完为 1 疗程，间隔 3～5 天再行第 2 疗程。

(2)白芷 30 g，冰片 0.6 g 上药共研细末，每用少许药末吸入鼻内，每天 3 次。

(3)生萝卜子捣取汁，加冰片少许，调匀，滴鼻 1～2 滴，左痛点右，右痛点左，视疼痛缓解程度再重复使用。

(4)止痛散：生石膏、细辛、天花粉、白芷各 6 g，共研为细末，用水和成如绿豆大小丸，左头痛塞右鼻孔内，右头痛塞左鼻孔内。主治风、火、痰之头痛，见汗即愈。

(5)蓖麻子：蓖麻子 1～2 粒，捣碎，同枣肉、葱须捣匀为丸，如绿豆大小，以药棉裹之塞鼻孔，两侧可调换，痛止为度。

(6)用川芎 50 g，白芷 50 g，冰片 7 g，共研为细末（家庭使用可按其比例缩小），装瓶密贮勿泄气。同时以绸布一小块，包少许药末，塞入鼻孔，右痛塞左，左痛塞右。一般塞鼻 3～5 分钟后，头痛逐渐消失。有的塞鼻后会打喷嚏，自觉七窍畅通而痛止。有发作先兆的患者，可预先使用以制止疼痛发作。

(8)雄精（雄黄中最佳品）1 g，皮硝 3 g，川芎 6 g，白芷 8 g，乳香、没药各 2 g，共研为细末，取少许塞鼻打嚏，痛止则停用。

(9)塞鼻止痛散：取新鲜猪胆 1 个，荜茇 20 g，细辛 6 g，川芎等 20 g，玳瑁（砂炒)10 g,冰片 1 g。除猪胆、冰片外,余药共研为细末,搅拌均匀后放入猪胆囊内,扎紧,挂在房外阴凉干燥处晾干至 1 年后取下,加冰片共研匀,装瓶备用。用时取脱脂棉搓成直径 0.6～0.8 cm 疏松棉球,用镊子夹棉球蘸少许药粉放入鼻孔口处(不宜放置过深)。偏头痛按交叉放入,一般 2 小时换 1 次,或者痛止后取出。

(二)推拿

推拿是临床医疗保健的常用法之一,是中医学的重要组成部分。具有活血化瘀、止痛、消肿、解痉以及调理气血和内脏的作用。人类的各种病理性疼痛与循环障碍、机械压迫以及炎症刺激有关。实验研究表明,推拿能通过被动活动,改善肌肉的伸展性,促使被牵拉的肌肉放松,从而大大改善肌体的血液循环;同时,推拿手法虽然作用于体外,但压力能传递到血管壁,使血管有节律地压瘪、复原,驱动血液流动,起到活血化瘀的作用,因而,推拿具有良好的止痛作用。

常用手法包括:抹法、拇指揉法、按法等。

临证操作:患者平卧,医者立于床头,先用抹法,以拇指腹从印堂开始,向上至上星沿病侧前额发际至头维、太阳,反复 3～4 遍;改拇指揉法 2～3 遍,部位同前;再用指按法,取上星、头维、太阳、风池、百合。3 法共操作 10 分钟;最后以手按揉患者头部,放松肌肉。

(三)耳针

耳部是全身经络汇集之处,五脏六腑、十二经脉皆络于耳。耳部不但通过经络与脏腑有着密切的关系,同时耳又与脏腑的生理、病理直接相关。耳针疗法,通过针刺相关穴位,可以起到激发和疏通经气、运行气血、调整脏腑功能。

常用穴位:取枕、额、皮质下、神门、交感、肾上腺、内分泌、肝,每次取穴 2～3 对,以皮肤针刺,留针 30 分钟至 1 小时或埋针 3～5 天。也可以冰片压耳穴神门、脑、皮质下,持续 2～3 天,止痛效果更好。

(四)穴位注射疗法

穴位注射疗法将穴位的治疗作用和药物的性能结合起来,综合性发挥经穴和药物对疾病的治疗效能,从而达到治病目的。经络内联脏腑、外络肢节,运行气血于全身各部。穴位是分布于经络上的气血聚集点,穴位通过经络与机体某个部位或脏腑、组织、器官保持内在的联系。穴位注射药物,一方面通过针和药物对穴位的刺激,调节脏腑功能,疏通经络气血,平衡机体阴阳;另一方面是药物沿着经络系统直达病所,充分发挥药效,以此达到经、穴与药效协同作用,充分发挥了二者的共同治疗作用,达到治病目的。同时,因穴位注射后,药物在穴内存留时间较长,故可加强和延续穴位的治疗效能。

常用穴:风池、天柱、阿是穴(疼痛处触到圆形结节)。

操作:用3%~5%川芎嗪注射液或3%~5%防风注射液,刺2~3分,每穴注入0.5~1 mL,每天治疗1次。

(五)皮肤给药法

皮肤给药是将药物成分通过皮肤渗透进入体内,从而发挥治疗作用的一种给药方式。同静脉、皮下注射一样都可以使药物直接进入外周血液循环,不需经肝脏解毒,作用直接,具有使用方便、对药物吸收主动、选择性强的特点。另外,皮肤给药方式的最大优点在于可使药物吸收稳定、持久,并减少了药物对人体的不良反应。皮肤给药通常包括熏洗法、敷贴法、烟熏法、贴膏药等方法。临床发现,在服用内服药物治疗同时,配合皮肤给药治疗头痛有明显疗效。

1.药熏洗法

药用川芎15 g,晚蚕砂30 g,僵蚕20~30 g,香白芷15 g,将药物共放入砂锅内,加水5碗,煎至3碗,用厚纸将砂锅口封住。

用法:视疼痛部位大小,在盖纸中心开一孔,令患者痛位对准纸孔;满头痛者,头部对准砂锅口(两目紧闭或用毛巾包之,上面覆盖一大方巾罩在头部),以热药汽熏蒸,每天1剂,每剂用2次,每次熏10~15分钟。适用于各种头痛。

2.热敷法

(1)川芎15 g,香白芷30 g,荆芥、薄荷、葱白(切碎)各15 g。上药共研粗末,炒热后布包。敷患处,每天1次,每次15分钟。凡风寒头痛用之效佳。若属风湿头痛则去荆芥,加羌活、川乌各15 g,如上法用之,疗效亦佳。

(2)生川乌、生南星、生白附子各等份,共研为细末。每次30 g,以连须葱白7根、生姜15 g,切碎捣如泥,入药末和匀,用软布包好蒸热后,熨痛处,取效快捷。

3.药酊外涂法

取白芷、细辛、川芎、冰片各10 g,乳香、薄荷、红花各5 g,加入75%酒精100~200 mL,密封浸泡2天后即可。使用时以棉签蘸药液均匀涂患处,每天3次。连续1周。

4.药汁涂抹法

取鲜姜、葱白各100 g,洗净,放瓷钵内,加凉开水少许,捣烂取汁,用棉球蘸药汁涂于太阳穴或前额,或头痛部位,涂后可用手指轻叩涂药部位,每天数次。

5.药贴太阳穴法

荆芥、穿山甲、白芷、蟋蟀各 9 g,干全蝎(去毒)、䗪虫、僵蚕各 3 g,牙皂 5 g,共研末,加冰片 1 g,用蜂蜜调匀,摊布贴两太阳穴(晚贴早揭),每天 1 次。

6.吴茱萸贴足法

取吴茱萸适量研为细末,米醋适量调为稀糊状,外敷于双足心涌泉穴,每天换药 1 次,7 天为 1 个疗程,连续 1～2 个疗程。本法上病下取,平肝潜阳,引热下行,对高血压头痛、肝阳头痛疗效甚佳。

7.药液浸足法

取菊花、桑叶、桑枝、夏枯草各适量,水煎取汁浸足,每天 2～3 次,每次 10～15 分钟,连续 5～7 天。若足浴后再按摩双足心涌泉穴 100 次,疗效更佳。

十、急证处理

头痛急症以风或痰热、阳亢化风上扰多见,治疗原则宜急则治标,以清热祛风、化痰息风为主。可采用药物治疗与针灸止痛相结合的方法。

(一)药物治疗

1.清开灵注射液

40 mL 加入 5%葡萄糖注射液或 0.9%氯化钠注射液中,静脉滴注,每天 1～2 次。清热解毒,平肝息风,适用于肝阳上亢、肝火上炎,或兼夹风热症之头痛。

2.局方至宝丹

每天 1 丸,每天 2 次。清热降火息风。适用于风火头痛证。

3.苏合香丸

每次 1～2 丸,每天 2 次。温化痰浊,息风通络。适合于风痰、痰浊证。

4.镇脑宁片

每次 4～6 片,每天 2～3 次。平肝潜阳。适用于肝阳上亢证。

5.正天丸

每次 6 g,每天 2 次。活血化瘀。适用于肝阳瘀血证。

(二)针灸治疗

1.风袭经络

以风池、太阳为主穴:前额痛(阳明经)取上星、头维、合谷、内庭;偏头痛(少阳经)取悬颅、外关、足临泣;后头痛(太阳经)取天柱、后顶、昆仑;头顶痛(厥阴经)取百会、通天、内关。

2.肝阳上亢

取足厥阴、少阴经为主。悬颅、颔厌、太冲、太溪、百会。

3.痰浊上扰

取手足阳明经及足太阴经穴。合谷、中脘、足三里、丰隆、太冲等,留针泻法。

4.瘀血阻络

取合谷、三阴交、阿是穴。

5.气血不足

取任督经穴、手足阳明经穴。足三里、阳陵泉、三阴交、脾俞、血海、上焦、中脘。

6.肝肾阴虚

取太溪、关元、肾俞、太阳、百会。

(三)外治法

可用透顶止痛散鼻(冰片、白芷、川芎、辛夷、硼砂、麝香),适用于头风各种证候。

十一、变证治疗

中风是头痛最危险的变证,临床可见头痛加剧,并发半身不遂、言语不利,甚则神志恍惚乃至神志丧失。

头痛也是大多数脑瘤的首发症状。随着肿瘤的增长,出现头痛加剧,并发喷射性呕吐,视力减退,向心性视野缩小及复视、眩晕、癫痫发作,甚至形成脑疝,威胁生命。手术摘除肿瘤是治疗脑瘤最根本的治疗方法,放射治疗和药物治疗是脑瘤综合治疗中的重要组成。此外对有颅内压增高者应予20%甘露醇脱水治疗;癫痫发作者应予抗惊厥药物等对症治疗措施。对于脑室系统阻塞引起的颅内高压,特别是枕大孔疝者,需要紧急脑室引流减压。

十二、疗效评定标准

参照国家食品药品监督管理局《中药新药临床研究指导原则》评定疗效。

(一)疾病疗效判定标准

1.计分标准

重点观察头痛发作次数、程度、持续时间,同时观察伴随症状。

(1)头痛发作次数:以月计算,每月发作5次以上为6分;3~4次为4分;2次以下为2分。

(2)头痛程度:发作时须卧床为6分;发作时影响工作为4分;发作时不影响工作为2分。

(3)头痛持续时间:持续2天以上为6分;持续12小时至2天为4分;低于12小时为2分。

(4)伴随症状:伴有恶心、呕吐、畏光、畏声等3项或以上为3分;2项为2分;1项为1分。

2.综合评分

(1)严重头痛:积分在17分或以上。

(2)中度头痛:积分在12分或以上。

(3)轻度头痛:积分在7分或以上。

3.疗效评定

起点分不能低于7分,疗程不能短于1个月。

(1)临床治愈:疗程结束无发作性偏头痛症状,停药1个月不发病。

(2)显效:治疗后积分减少50%以上。

(3)有效:治疗后积分减少21%~50%;

(4)无效:治疗后积分减少20%以下。

(二)证候疗效判定标准

1.临床痊愈

中医临床症状、体征消失或基本消失,证候积分减少≥95%。

2.显效

中医临床症状、体征明显改善,证候积分减少≥70%。

3.有效

中医临床症状、体征均有好转,证候积分减少≥30%。

4.无效

中医临床症状、体征均无明显改善,甚或加重,证候积分减少不足30%。

注:计算公式(尼莫地平法)为:[(治疗前积分－治疗后积分)÷治疗前积分]×100%。

十三、预后与转归

(一)外感头痛

外感头痛一般病程短,属实证,此时正气充盛,可耐攻伐,治疗当以祛邪为主,祛散风邪佐以散寒、清热、燥湿等治疗,大多能治愈,预后较好。

(二)肝阳头痛

肝阳头痛多呈慢性过程,往往急性发作,反复不愈。患者以肝肾阴虚为本,肝阳上亢为标,阳亢易化火、化风,上扰清窍,除了头痛外,常可伴见眩晕;若风火上扰,失于制约,还有发展至中风、偏瘫的可能。因此,对肝阳头痛,应标本兼顾,既培补肝肾之阴以治本,更要平肝潜阳以治标,酌用重镇息风之品以防动火生风,这在临床证治中尤需重视。

(三)肾虚头痛

肾虚头痛多见于久病、年老体衰患者,多与其他虚衰症状同时出现。本型头痛痛势较轻,病情发展缓慢,但见效也慢。需要长期服药调理。临床诊治除了补益肾精、温壮肾阳外,注意久病入络,应重视活血化瘀药的运用,调畅气血,通达血脉,才能使脏腑精气上养脑窍,使头痛得愈。

(四)气血两虚头痛

气血两虚头痛临床多呈慢性疾病,主要见于久病体虚、产后失血患者,其来也渐,其去亦难,治疗时应本着治病求本的原则缓缓图之,治疗重在健脾益气、养血补血。脾司运化,脾气健运则饮食水谷得以化生气血,营养周身;脾主升清,清气升则脑窍清灵;脾失健运则水反为湿,谷反为滞,因此在脾气虚的基础上又可以因虚致实,变生气逆、湿郁和痰阻,产生虚中有实的夹杂证候。临床均当详察明辨,随证加减。

第二章

厥病

厥病是因机体阴阳失调、气血逆乱、升降乖戾、气血运行失常,以突然晕倒、不省人事,或伴有颜面苍白、汗出、四肢逆冷为主要表现的一种病证。临床上厥病之轻者可于短时间内苏醒,重者晕厥时间较长,甚至一厥不醒而死亡。发病之前,常有先兆症状,如头晕、视力模糊、面色苍白、出汗等,而后突然发生昏仆、不知人事,呈一时性,移时苏醒。发病时常伴有恶心、汗出或伴有四肢逆冷,醒后感头晕、疲乏、口干,但无瘫痪、失语、口舌㖞斜等后遗症,缓解时和常人一样。按其病因不同,而分为气厥、血厥、痰厥、食厥、暑厥、寒厥、酒厥、色厥、秽厥等。本病可发生于任何年龄,同时本病和个人体质、性格有一定关系。四季皆可发病。由于厥病可并发脱证,故有时也厥脱并称,并主张厥脱合并论治为宜。厥病乃危急之候,当及时救治为要。醒神回厥是其主要的治疗原则,但具体治疗时有虚、实证之不同:实证治以开窍、化痰、辟秽而醒神;虚证治以益气、回阳、救逆而醒神。

本病相当于西医学多种原因所致之晕厥和休克,如血管运动失调性晕厥(血管抑制性晕厥、直立性低血压、颈动脉窦综合征、反射性晕厥),心源性晕厥,血管病性晕厥,低血糖症晕厥,中暑及精神性疾病所致的晕厥,以及各种原因所引起的休克出现本病主证者,均可参照本章进行辨证论治。

一、诊断标准

参照卫健委药政局颁布的《中药治疗厥脱证的临床研究指导原则》及卫健委颁布的《中药新药临床研究指导原则》第1辑有关"中药新药治疗厥脱的临床研究指导原则"诊断。

(一)主症

突然昏仆,不省人事,或伴四肢逆冷。

(二)分期

(1)发病前:头晕、视物模糊、面色苍白、出汗。

(2)发作时:主症或伴有恶心、汗出面色惨白、口唇青紫、脉沉或细弱或沉微欲绝,部分患者病情严重可较长时间晕厥不醒,甚则死亡。

(3)发病后:头晕、疲乏、口干,但无瘫痪、失语、口舌喝斜等后遗症。

详细了解病史及发病情况,首先应了解既往有无类似病症发病,查询发病原因。发病前有无明显的精神刺激、情绪波动的因素,或有大失血病史,或有暴饮暴食,或有痰盛宿疾。并注意询问发病时体位、持续时间及厥之前后的表现。

二、鉴别诊断

(一)昏迷

其他病的昏迷常发生于较重疾病之后,多有病因可查,一般昏迷时间较长,有一个昏迷的临床过程,先轻后重,由烦躁、嗜睡、谵语渐次发展,短时间内不易苏醒,恢复较难,苏醒后原发病仍然存在;而本病的不省人事一般时间较短,且伴有厥脱的各种症状,随厥脱的好转而很快苏醒,但厥脱重者亦可陷入昏迷。

(二)郁病、百合病

某些情况下可或多或少有类似厥脱的表现,但多有情志不遂之诱因,且细心观察则可发现病情不像临床表现那样严重。

三、证候诊断

(一)气厥

1.实证

(1)主症:突然昏倒,人事不知,牙关紧闭,两手握拳,呼吸急促。

(2)次症:四肢厥冷,发作前情绪激动不安,郁闷不乐,觉胸前堵闷,四肢麻木,舌苔薄白,脉浮或沉弦。

2.虚证

(1)主症:头晕目眩,心慌气短,突然昏仆。

(2)次症:呼吸微弱,面色苍白,汗出肢冷,或见小便自遗,舌质淡,苔薄白,脉沉细微。

(二)血厥

1.实证

(1)主症:突然昏倒,不省人事,牙关紧闭,面赤唇紫。

(2)次症:醒后头昏头痛,平时急躁易怒,口苦面赤,头晕胀痛,舌质黯红,苔薄黄,脉弦。

2.虚证

(1)主症:心悸头晕,或眼前发黑,昏厥无知。

(2)次症:面色苍白,口唇不华,目陷口张,自汗肢冷,气息低微,或四肢震颤,舌质淡,苔薄白,脉芤或细数无力。

(三)痰厥

(1)主症:眩晕,或咳喘气急,突然昏厥,喉中痰鸣。

(2)次症:胸闷纳呆,或呕吐涎沫,呼吸气粗,舌苔白腻,脉沉滑。

(四)食厥

(1)主症:暴饮暴食,突然昏厥。

(2)次症:脘腹胀满,呕恶酸腐,头晕,舌苔厚腻,脉滑。

(五)暑厥

(1)主症:身热汗出,口渴面赤,继而昏厥,不省人事。

(2)次症:谵妄,头晕头痛,胸闷乏力,四肢抽搐,舌质红而干,苔薄黄,脉洪数或细数。

(六)秽厥

(1)主症:卒倒面青,昏不知人,手足厥冷,肌肤粟起。

(2)次症:牙关紧闭,精神不宁,错语妄言,牙关紧闭,四肢颤栗,二便自遗,舌苔白腻,脉象乍大乍小、乍数乍迟、三五不调。

(七)酒厥

(1)主症:纵饮酒后,突然昏晕仆倒。

(2)次症:轻者尤能知人,重者昏厥如泥或烦躁,或气喘发热或痰涎如涌,甚者四肢逆冷,舌苔白腻或黄腻,脉滑数。

四、病因

(一)七情内伤

七情内伤,气逆为病,以因怒而厥者为多。若所愿不遂,肝气郁结,郁久化火,肝气上逆,或因大怒而气血并走于上等,以致阴阳不相顺接而发为厥病。此外,若其人平素精神衰弱,加上突如其来的外界影响,如见死尸,或闻巨响,或见鲜血喷涌等,亦可发生厥病。

(二)亡血失津

如因大汗吐下,气随液耗,或因创伤出血、产后大量失血等,以致气随血脱,阳随阴消,神明无主,均可出现厥病。

(三)痰饮内伏

多见于形盛气弱之人,嗜食酒酪肥甘,脾胃受伤,运化失常,以致聚湿生痰,痰阻中焦,气机不利,日积月累,痰愈多则气愈阻,气愈滞则痰更甚,如痰浊一时上壅,清阳被阻则可发为昏厥。

(四)瘀血阻滞

血总统于心,化生于脾,藏受于肝,宣布于肺,施泄于肾,在肺气的推动下循经脉而运行周身。五脏功能障碍,气机运行失常,都能导致瘀血内生,瘀血形成之后,往往闭阻经络,瘀塞心窍,使营卫不通,阴阳气血不能顺接而形成厥病。

(五)饮食劳倦

元气素虚者,如因过度饥饿,以致中气不足,脑海失养;或暴饮暴食者,饮食停于胸膈,上下不通,阴阳升降受阻,均可引起昏厥。过度疲劳,或睡眠不足,阴阳气血暗耗,也是发厥原因之一。

(六)剧烈疼痛

疼痛伤气,并可导致气机逆乱而猝然昏仆,临床上除寒邪疼痛致厥外,创伤、气滞、瘀血疼痛等,也可引起气机逆乱而发生昏厥。

(七)外邪侵袭

感受六淫或秽恶之邪,使气机逆乱,阴阳之气不相顺接,即可发为昏厥。六淫致厥,其中以中寒、中暑比较多见。中寒之厥,多发于严寒之时或高寒地区;中暑之厥,多发于酷暑季节;秽恶之厥,多发于深入矿井之内等。

(八)体质因素

亦可称素质因素,使人们的个体在其生长发育过程中所形成的功能与结构上的特殊性。这种特殊性往往决定了其对某种致病因素的易感性。平素气血运行不畅,或素体阳旺或素体痰多,偶遇巨大精神刺激,遂致气机逆乱而发昏厥。

(九)其他

创伤或妇女分娩过程中用力过猛而损伤脉络,大量出血,以致气随血脱、阳随阴亡,或因药物中毒,或用药不当,下之太过、汗之太过。

厥病便是由于上述致病因素单独或共同作用,造成气机突然逆乱、升降乖戾、气血运行失常而引起。但厥病的发生常有明显诱因,如过度疲劳、睡眠不足、饥饿受寒,或大出血、月经过多,或暴饮暴食、恣食肥甘,临证时须详细了解病史。

五、病机

(一)发病

多有明显的诱因,起病急骤,以一过性昏厥为发病特点,往往伴有颜面苍白、汗出肢冷等症,多在短时间内苏醒,亦有病重者,一厥不复而亡,临证当注意。

(二)病位

厥病的病位在脑,涉及心、肝、脾。

(三)病性

病性有虚、实、寒、热之分。属实者,邪气闭阻或以气为主,或以血为重。在气者,或壅塞不得畅行,或阻滞不得升降,或扰乱不循常道;在血者,或瘀滞于脉,或闭阻于心,或殃及他脏。邪之所害,虽有所偏,但气为血帅,血为气母,故邪气闭阻,必致气血不能正常布达,脏腑失其所养。属虚者,正气耗脱,或以阴亏为甚,或阳脱为重,然阴阳互根,故阴阳耗伤,必然同时存在,但以阳气耗脱,不能达于四末周身为病机重点。正气耗脱必致气血不畅;邪气闭阻,亦可耗损气阴,所以本病实为虚实夹,以虚为主之候。

(四)病势

厥病轻者,或救治及时,气机复畅,阴阳调顺,则移时苏醒;若邪毒炽盛,或失治误治,伤阴损阳,亦可转化为邪实而正虚,甚则邪闭气脱,阴阳离决,一厥不醒。厥病属实者,易闭厥同现;属虚者易出现厥脱危候。

(五)病机转化

厥病的病机转化取定于致厥病因和人体正气盛衰、气机调节功能等。一般厥病初发,其证为实者,若及时治疗,可短时间内苏醒;若失治误治,伤阴损阳耗伤正气,亦可转化为虚证而出现厥脱危候。部分实热厥证由于邪毒炽盛,痰热交阻心窍,可突然出现阳气暴脱之危候,待用回阳固脱法救治后,元阳之气恢复,又可出现实热闭厥的证候。

厥病之病理转归主要有三:一是阴阳气血相失,进而阴阳离决,发展为一厥不复之死证。二是阴阳气血失常,或为气血上逆,或为中气下陷,或气血痰浊内闭,气机逆乱而阴阳尚未离决,此类厥病之生死,取决于正气来复与否及治疗措施是否及时、得当。若正气来复,治疗得当,则气复返则生,反之,气不复返则死。三是表现为各种证候之间的转化,如气厥和血厥之实证,常转化为气滞血瘀之证;失血致厥的血厥虚证,严重者转化为气随血脱之脱证等。

(六)证类病机

1.气厥实证

由于肝气不舒,气机逆乱,上壅心胸,阻塞清窍,故见突然昏倒、不省人事、口噤拳握;肝气上逆于肺,肺气郁闭不宣,则呼吸气粗;阳气被郁,失于温煦,则四肢逆冷;气闭于内,则见脉伏;肝气郁滞未畅,则脉见沉弦。

2.气厥虚证

由于元气素虚,又因悲恐或疲劳过度,一时气机不相顺接,中气下陷,清阳不升,因而眩晕昏仆、面色苍白、气息低弱;阳气衰弱,难以温通,则见肢冷;卫外不固则见汗出。

3.血厥实证

由于暴怒伤肝,肝气上逆,血随气升,闭阻清窍而突然昏厥、不省人事,牙关紧闭,由于气随血菀于上,则可见面赤唇紫、舌红;肝气上逆,脉多沉弦。

4.血厥虚证

由于失血过多,血虚不能上荣,故突然昏厥,面色苍白,口唇无华;气血不能达四末,筋失所养,则四肢震颤;营阴内衰,气阴不固,故目陷口张、自汗肢冷、气息低微;失血过多则阴伤气耗,故可见舌淡、脉细数无力。

5.痰厥证

由于平素多湿多痰,复因恼怒气逆,痰随气升,上闭清窍,故突然眩仆;因痰壅气道,痰气相击,故喉中痰鸣或呕吐涎沫;痰浊阻滞,气机不畅,则胸闷气粗;苔白腻、脉沉滑亦为痰浊内阻之象。

6.食厥证

由于暴饮暴食,复遇恼怒,以致食填中脘,胃气不降,气逆于上,清窍闭塞,故突然昏厥;胃腑浊气壅滞胸中,肺气不利,故气息窒塞;食滞内阻,阻滞气机,则脘腹胀满;食滞不消,浊气不降,则可见脉滑实、苔厚腻。

7.暑厥证

感受暑邪,邪热上犯于脑,则见眩晕、头痛;邪热内闭,则见胸闷身热、面色潮红;暑邪犯心,闭阻清窍,则猝然昏仆,甚至痉厥谵妄。暑热必伤阴耗津,则见舌红而干、脉象洪数或虚弦而数。

8.秽厥证

由于平素正气不足,胆气虚怯,复因步入险恶之所,冒犯不正之气,致中气下陷,清阳不升,脑海失养,而发为眩晕昏仆;阳气虚陷,不能外达温煦,则可见手足厥冷、肌肤粟起;阳气虚怯,不能推动血行,神失所养,则头面青黑,精神不守或错言妄语、牙关紧闭、四肢战栗;甚者神气散乱,阳气暴脱可见猝然昏聩、体凉肢厥、汗出如油、手撒尿遗、脉沉细微欲绝。

9.酒厥证

酒性慓悍滑利,若纵欲不节,则其气上冲于头发为酒厥。轻者犹能知人,重者昏仆倒地。

厥病病因虽多,但其基本病机为气机逆乱。厥之实证与肝关系最为密切。肝调节全身气机,肝郁则全身之气皆郁,肝气逆则全身之气皆逆也,气血并走于上则昏不知人,阳郁不达则四肢逆冷。厥之虚证,与肺脾的关系最为密切。盖肺脾气虚,清阳不升,气陷于下,血不上达,以致神明失主,而发为厥病。

六、辨证思路

(一)抓主诉

突然昏倒,不省人事或伴颜面苍白、出汗,四肢逆冷。

(二)辨病因

首先要询问发病前有无强烈的精神刺激,以往受到强烈的精神刺激时有无类似病症发生,同时应进一步询问以惊恐为主还是以怒为主,惊则气乱,怒则气上。气厥之实者多见,"怒则气上"伤肝而为血厥之实者常有,"恐则气下"而致气厥之虚者不少。其次,要询问宿疾与劳作,若素体多病,元气不充,过度疲劳易为气厥虚证,有大失血史者可能为血脱发厥,素来痰盛则有助于痰厥的辨识,暴饮过食或肆意饮酒则要疑食厥和酒厥,男女同房、排尿后要起疑色厥及尿厥。步入险恶之境,冒犯不正之气而为秽厥。

(三)辨病位

厥病的发生与五脏均有关系,气厥实证多由七情内伤所致,病位主要在肝;气厥虚证病位在脾、肺;痰厥、食厥病位在肺与脾胃;暑厥病位在心与肝;色厥、尿厥病位在肾与膀胱。

(四)辨虚实

"虚其虚,实其实"是治疗厥病之大忌,往往关乎生命安危,故须辨别清楚。大凡突然昏倒、面红气粗、声高息促、口噤握拳或夹痰涎涌盛或身热谵妄、舌红、苔黄腻、脉洪大有力为厥之实证。大凡眩晕昏厥、面色苍白、声低息微、口开手撒、或汗出肢冷、舌胖或淡、脉细弱为厥病虚证。

(五)辨寒热

厥之共同特点为手足肢冷,但有寒热之殊。热厥则并见发热,烦渴躁妄,胸腹灼热,溺赤便秘,大便腐臭,苔黄舌燥,脉数;寒厥则无热畏寒,神情淡漠,身冷如冰,尿少或遗尿,下利清谷,面色晦暗,苔白舌淡,脉微欲绝。

(六)辨气血

厥病以气厥、血厥为多见,其中以气厥、血厥之实证在临床上时有发生,应当注意辨别。气厥实者,乃肝气升发太多所致,体质壮实之人,肝气上逆由惊恐而发,表现为突然晕倒,呼吸气粗,口噤握拳,头昏头痛,舌红苔黄,脉沉而弦。血厥实者,乃肝阳上亢,阳气暴张,血随气升,气血并走于上,表现为突然昏倒,牙关紧闭,四肢厥冷,面赤唇紫或鼻出血,舌质黯红,脉弦有力。

(七)辨病势顺逆

临床时应注意辨别病情轻重,以选择治疗措施并预测转归。厥病轻者,或救治及时,气机复畅,阴阳调顺,移时苏醒;若邪毒炽盛或失治误治,伤阴损阳,亦可转化为邪实正虚,甚则邪闭气脱,阴阳离决,一厥不醒,故审度病势对于判断预后具有重要意义。就热厥而言,厥深者热亦深,厥微者热亦微,厥多热少者为正不胜邪而示其病将进,但厥不热者为阴盛阳衰而示其病立危,厥热相等者为阴阳趋于平衡而示其病有转机,厥少热多者为正能胜邪而示其病将愈,厥退热不止者为阳复太过而可能有咽伤喉痹或便血等热化之变。就寒厥而言,呕吐而烦者为病势相对较轻,下利无度清谷不化者为病势危笃。凡厥脱之证,若脉尚有些许神气未绝或绝而续还者,只要积极救治,犹可化险为夷。厥病属实者,易闭厥同现;属虚者,易出现厥脱危候。如病由所愿不遂,肝气郁结所致,一般病情较轻,预后良好;若由暴怒伤肝,气血并走于上而导致的血厥证者,则病情较重,预后不良,甚至可发生中风病。又如创伤或吐血、呕血所致的血厥证,往往病情危急,易致气随血脱,如不及时救治,患者可顷刻阴阳离决而死亡。

厥病乃危急之候,故当及时救治,醒神回厥为其首要治疗原则。然厥病以机体阴阳失调、气血逆乱、升降乖戾、气血运行失常为主要病机,故治疗应以调和阴阳、疏理气机、交通上下为大法,而在临床具体应用时,又当根据轻重缓急以及各类证候的病机、病势、病位等施以不同的治厥方法。发作时急宜回厥醒神。实证者,开窍法是救治厥病之实证的首要治法,适用于邪实窍闭之神昏证,以辛香走窜药物为主,主要通过开泄气郁痰闭,辟秽化浊,疏理气机而达到苏醒神志的目的,可先用鼻散取嚏,针刺水沟涌泉继用苏合香丸或玉枢丹灌服,本法系治标之法,苏醒后应按具体病症辨证治疗。虚证者,亟宜调补,通过回阳益气固脱,防止气血津液外泄,不能妄用辛香走窜之品,用生脉液静点或煎人参汤灌服。对于失血过急过多者,还应配合止血、输血,以挽其危。经上述应急处理神志清醒后,还应辨证论治,调治气血,解除病因,以图根本。

七、分证论治

(一)气厥

1.实证

(1)症舌脉:突然昏倒,不省人事,牙关紧闭,两手握拳,呼吸急促或见四肢厥冷。发作前情绪激动不安,或郁闷不乐,或觉胸前堵闷,四肢麻木,舌苔薄白,脉伏或沉弦。

(2)病机分析:忧思郁怒,神志相激,肝失条达,郁闷不舒。思则气结,怒则气上,神志刺激过甚,致肝气不疏,气机上逆,壅塞心胸,阻闭清窍,则突然昏倒,不省人事;心神不明则牙关紧闭,两手握拳,肝气上逆,闭郁胸中,肺气不得宣畅,则呼吸急促;气闭于内,阳气不能外达,则肢体麻木,四肢厥冷。气机逆乱未化火者苔薄白,若化火可见舌红苔黄,气逆不顺则脉伏或沉弦。

(3)治法:开窍,降逆,顺气。

(4)方药运用。

常用方:五磨饮子(《医方集解》)加减。

组成:乌药、沉香、枳壳、广木香、槟榔。

加减:头晕头痛,面红目赤者,加钩藤、石决明以平肝潜阳;痰多气壅者,加胆南星、川贝母、橘红、竹沥以清涤痰浊;醒后哭笑无常者,加远志、茯神、酸枣仁、丹参以安神宁志。一般可根据病情调整其用量,于急性期可每天 1 剂,分 2 次服,或每天 2 剂分 4 次服。

常用中成药:①苏合香丸,温开水灌服,每次 1 丸,每天 1~2 次。芳香开窍,行气止痛。用于中风,中暑,痰厥昏迷,心胃气痛。②玉枢丹,温开水灌服,每次1.5~3 g,每天 1~2 次。避秽解毒,开窍止痛。用于中暑时疫,脘腹胀闷疼痛,恶心呕吐,泄泻,及小儿痰厥。

(5)针灸运用。

治法:苏厥开窍泻浊。

配穴:水沟、百会、内关(只针不灸)。

方义：本病病位在脑，督脉入络，总督诸阳。水沟、百会为督脉经穴，是醒脑开窍之要穴；内关为心包经之络穴，可醒神宁心。三穴相配治疗厥病之实证，其苏厥开窍之功相得益彰。

加减：气厥实证配太冲、行间疏肝理气。牙关紧闭加颊车、下关、合谷开窍启闭。

操作：诸穴强刺泻法，百会可点刺出血，再开"四关"（合谷向后溪透刺，太冲向涌泉透刺，或同时针刺"五心穴"，即百会、双劳宫、双涌泉）。

（6）临证参考。

本证患者发病突然，口噤不开，急救药品难以下咽，可选用手指掐水沟、百会，以开郁解噤，继之灌服药物。本证常有遇情绪刺激发作的倾向，患者平时可常服逍遥散调理。

2.虚证

（1）症舌脉：突然昏倒，头晕目眩，心慌气短，汗出肢冷，面色苍白，呼吸微弱，或小便自遗，患者平素身体虚弱，发病前有明显的情绪紧张、恐惧，疼痛或站立过久、饥饿受寒而诱发，舌质淡，苔薄白，脉沉细微。

（2）病机分析：患者平素体虚，气血不充，骤遇惊恐，"恐则气下"，或疲劳、悲伤过度，或站立过久，饥饿受寒，悲则气消，劳则气耗，一时中气下陷，气机不相顺接，清阳不升，而突然昏倒，头晕目眩。中气不足，心血受损，肺主气，司呼吸，气虚下陷，则心慌气短、呼吸微弱。气虚不摄津而汗出，气虚则腠理不固，津液外泄，则汗出不止。气虚阳气运行不畅，而不达于四末，则面色苍白、四肢冷。气虚则膀胱固摄尿液功能下降，故小便自遗。舌质淡，苔薄白，脉沉细微，均为正气不足的表现。

（3）治法：补气回阳。

（4）方药运用。

常用方：四味回阳饮（《景岳全书》）加减。

组成：人参、附子、干姜、炙甘草。

加减：表虚自汗者，可加黄芪、白术、防风以益气固表；汗出不止者，加煅龙骨、煅牡蛎、五味子以固涩敛汗；心慌气短、心悸不宁者，可加丹参、远志、酸枣仁、茯神、生牡蛎等以养血安神、宁心定志；食少纳呆者，加白术、茯苓、陈皮、半夏等健脾化湿和胃之品。

常用中成药：①生脉注射液，20～60 mL 加入 5％葡萄糖注射液 250 mL 中，静脉滴注，每天 1～2 次，7～10 天为 1 个疗程。益气养阴固脱。用于中风急性期气阴亏虚，阳气欲脱之证。②参附注射液，20～100 mL 加入 5％～10％葡萄糖注射液 250～500 mL 中,静脉滴注。每天 1～2 次,7～10 天为 1 个疗程。回阳救逆。用于中风中脏腑阳气欲脱者。

(5)针灸运用。

治法:苏厥开窍。

配穴:水沟、百会、内关、足三里、气海。

方义:水沟属督脉,督脉、手足阳明之会,为人体重要的急救穴位,可醒脑开窍,通经活络;百会为八脉交会穴,通阴维脉,可畅通督脉经络;内关宁心通络、调血和营;足三里可调中焦,宁神志,通经络,扶正气;气海穴为元气之海,男子生气之海也,可培补元气、固益肾精。诸穴相配,共奏苏厥开窍之功。

(6)临证参考。

本证实乃气陷欲脱之证,务以救急为先,缓以图本。先灌服参附汤或芪附汤,应急亦可灌服温糖水,亦可静点生脉注射液,待苏醒后,再以四味回阳饮加减内服。本证亦有反复发作者,因此平时必须注意调养,可经常服用香砂六君子丸、参苓白术丸、补中益气丸等健脾益气之品,以调理气血,增强体质,勿过劳,调情志亦是防止复发的重要环节。

(二)血厥

1.实证

(1)症舌脉:突然晕倒,不知人事,牙关紧闭,面赤舌紫,平素急躁易怒,口苦面赤,头晕胀痛,多因急躁恼怒(或入厕努责排便)而发,醒后头昏头痛,舌质黯红,脉弦而有力。

(2)病机分析:肝为风木之脏,其性刚,主升主动。暴怒伤肝,怒而气上,气机逆乱或努责气逆,血随气升,气血并走于上,扰乱神明,闭塞清窍,因而突然晕倒、不知人事,肝气暴张,阳化为风,发于筋,则筋肉强直,牙关紧闭,气逆上窜、血菀于上故面赤唇紫。平时肝气失于条达,肝阳上亢,故平素急躁易怒,口苦面赤,头晕胀痛。急躁恼怒,如厕努责排便,令气机上逆,使本已处于内风暗动之机体更易发病。气血壅于头面,舌现黯红,脉弦而有力为肝气有余之象。

(3)治法:活血、顺气、降逆。

(4)方药运用。

常用方:羚角钩藤汤(《通俗伤寒论》)或通瘀煎(《景岳全书》)加减。

组成:羚羊角、桑叶、川贝母、生地黄、钩藤、菊花、白芍、生甘草、竹茹、茯神、当归尾、山楂、香附、红花、乌药、青皮、泽泻。

加减:若见肝阳亢盛、头晕头痛者,可加珍珠母平肝潜阳,加枸杞子育阴,加川牛膝引血下行；若见阴虚不足、目眩头痛者,可加珍珠母以潜阳；若见急躁易怒、少寐多梦者,可加牡丹皮、龙胆草以平肝泻热,加郁金、薄荷以疏肝理气,加酸枣仁、远志以养心安神。

常用中成药:①清开灵注射液,40 mL 加入 0.9％氯化钠注射液 250 mL 中,静脉滴注,每天 1～2 次,10～14 天为 1 个疗程。清热解毒、化痰通络、醒神开窍。用于热病神昏、中风偏瘫、神志不清。

(5)针灸运用。

治法:苏厥醒神。

配穴:水沟、中冲、涌泉。

方义:水沟位居任督交接之处,督脉入脑上巅,取之以接续阴阳经气,又开窍醒神之功；中冲刺之能调阴阳经气之逆乱为治疗昏厥之要穴,涌泉引气血下行最能醒神开窍。

2.虚证

(1)症舌脉:心悸,头晕,眼前发黑,昏厥无知,不省人事,面色苍白,口唇不华,目眩口张,自汗肢冷,呼吸危弱,四肢震颤,舌质淡,苔薄白,脉芤或细数无力。

(2)病机分析:平素气血亏虚,如因外伤失血或崩漏不止,或其他疾病引起出血,或大汗、吐下之后,营血俱损,阴血更虚,血虚不能上承,则心悸头晕、眼前发黑；脑海失养,神窍失用则昏厥无知,不省人事,血不上荣于面,血脉不充则面色苍白、口唇无华；阴血内衰,阳气亦虚,正气不固,因而目陷口张、自汗肤冷,气血亏虚,肺失宣降,故气息低微；气血不能达于四肢,筋失所养,血虚生风,故见四肢震颤,舌质淡、脉芤或细数无力皆是血脱之征。

(3)治法:补气养血,但首先必须益气。

(4)方药运用。

常用方:先用独参汤(《景岳全书》)灌服,亦可同时灌服温糖水或盐水,再用人参养荣汤。

组成:人参、黄芪、白术、茯苓、甘草、当归、白芍、熟地黄、五味子、远志、橘皮、肉桂、生姜、大枣。

用此方时要遵守"有形之血不能速生,无形之气法当急固"的原则,首以独参汤益气固脱。缓则治其本,以人参养荣汤补养气血。

加减:若出血不止者,当酌加止血药。咳血、吐血者加白芨、仙鹤草、白茅根；受伤出血者加三七等；崩漏者加茜草根、牡丹皮、侧柏叶；胞任虚寒者加炮姜、艾叶。若自汗肢冷、呼吸微弱者,应加附子、干姜等温阳药；心悸少寐者,加酸枣仁、龙眼肉、茯神养心安神；口干少津，加麦冬、石斛、北沙参等养胃生津。看见血迹后，即觉头昏目眩心慌、站立不稳、身冷汗出而发生昏厥者，应为气血两虚，可参照本证进行治疗。舌质红绛、口干少津者，可加生扁豆、玉竹、沙参等养胃生津。

常用中成药：①参麦注射液，30 mL 加入 5％葡萄糖注射液 250 mL 中，静脉滴注。益气养阴。用于厥病复醒后气阴不足。②参附注射液，20～40 mL 静脉推注。回阳益气。用于厥病复醒后元气不足、阳气欲脱证。

（5）针灸运用。

治法：回阳固脱，苏厥救逆。

配穴：素髎、水沟、内关。

方义：素髎属督脉，有升阳救逆，开窍之功，急刺可使血压回升；水沟为苏厥救逆之要穴，急刺可回阳固脱，内关宁心安神，三穴合用，回阳固脱。

加减：神志昏迷，配中冲、涌泉；肢冷脉微配关元、神厥、百会俱灸。

（6）临证参考。

如果汗出不止，为气随阴脱，选用生脉散加龙骨、牡蛎，益气养阳，固卫敛汗，或回收汗丹（生脉散加黄芪、炙甘草、山萸肉、当归、熟地黄）；若吐血不止，选用独参汤加三七、童便以补气摄血，还可选用中成药，如大补阴丸、西洋参口服液；若热灼营阴，选用增液汤以滋阴清热。患者苏醒后，仍宜以益气固脱为大法，可选用八珍汤加减。

（三）痰厥

1.症舌脉

眩晕或咳喘气急，突然昏厥。喉中痰鸣，呼吸气粗，咯吐涎沫，胸膈满闷。舌苔白腻，脉沉滑。素有咳喘宿痰，多湿多痰。愤怒或剧烈咳嗽后突然昏厥。

2.病机分析

患者平素嗜食肥甘，多湿多痰，痰盛脾虚，或久咳之人脾肺俱伤，湿浊内聚，痰邪内蕴复因恼怒气逆，或外感六淫之邪，引动痰邪，痰随气升，上闭清窍。故突然昏厥，咳喘气急昏厥，痰阻气道，痰气相击，故而喉中痰鸣，痰气壅塞胸中，则胸膈满闷，呼吸气粗，痰邪上犯则呕吐涎沫，肺失宣降则喘咳气急，痰湿困脾，脾失健运则纳呆，痰浊中阻，清阳不升则眩晕，舌苔白腻，脉沉滑均为痰浊内阻的征象。

3.治法

行气豁痰。

4.方药运用

(1)常用方:导痰汤(《济生方》)加减。

(2)组成:半夏、陈皮、枳实、茯苓、甘草、制胆南星。

(3)加减:湿盛、痰气壅盛咳喘者,加杏仁、白芥子、莱菔子降气化湿痰;胸闷者加苏梗、桔梗疏理气机;若痰浊内阻,郁而化热,症见口干便秘,舌苔黄腻、脉滑数者,可加全瓜蒌、黄芩、栀子、竹茹等清化痰热之品。

(4)常用中成药:①礞石滚痰丸,每次 6～12 g,每天 1 次,水冲服。降火逐痰。适用于痰热火盛者。②白金丸,每次 3～6 g,每天 1～2 次,研细调莱菔汁灌服。豁痰通窍,清心安神。适用于热痰者。

5.针灸运用。

(1)治法:涤痰开窍。

(2)配穴:水沟、膻中、足三里、脾俞、丰隆、神门。

(3)方义:水沟属督脉经穴,督脉为阳脉之海,又与脑相通,用之可醒脑开窍;膻中为气之会穴,胸宽理气,舒展气机;脾为生痰之源,取脾之背俞穴脾俞,胃之下合穴足三里、胃之络穴健脾胃,化痰湿以治其本,丰隆也为豁除痰邪之要穴,神门为安定神志之要穴。

(4)操作:所有腧穴常规针刺。急性发作期每次留针 0.5～2 小时,以症状消失或减缓为度,并可配合刺血治疗。

6.临证参考

痰在膈上者,应即用盐汤或瓜蒂散探吐。《医宗金鉴》对本证提出了脉证的鉴别,认为手足厥冷,脉微细者是虚寒,当温补治之,今脉紧劲,为寒实,是宜温吐。这种以脉论证的鉴别方法,可供临床参考。膈,因其高者可以越之,是因势利导的权宜大法,然此法毕竟攻伐伤正,尤以损伤胃气为甚,故具体运用必须十分慎重。

(四)食厥

1.症舌脉

暴饮暴食,复因恼怒,突然昏厥,脘腹胀满,呕恶酸腐,头晕,舌苔厚腻,脉滑实。

2.病机分析

由于暴饮暴食,损伤脾胃,食积不化,填塞中脘,脾气不升,胃气不降,复因恼怒,气逆于上,气与食并,壅塞于上,则清窍不利,故突发昏厥,或见头晕。胃腑浊气上泛,故呕恶酸腐;食滞停积于中焦,则脘腹胀满,苔厚腻,脉滑实,均为食积不消、浊气不降的表现。

3.治法

消食和中,理气开闭。

4.方药运用

(1)常用方:食后不久而发厥,先用盐汤探吐祛邪。续以神术散(《太平惠民和剂局方》)合保和丸(《丹溪心法》)加减治疗。

(2)组成:山楂、神曲、莱菔子、藿香、苍术、厚朴、砂仁、制半夏、陈皮、茯苓。

(3)加减:腹胀而大便不通者,可用小承气汤导滞下行;食积化热者可加连翘、蒲公英清热泻火;若呕恶加黄芩、竹茹;大便秘结者,加枳实、大黄泻下导滞。

5.针灸运用

(1)治法:醒神开窍,健脾和胃。

(2)配穴:水沟、涌泉、足三里。

(3)方义:若突发厥病,先针刺或掐压水沟、涌泉以醒神开窍,需针刺或艾灸足三里以健脾和胃。

6.临证参考

本证以小儿为多,成人多见于饮食之后复加恼怒而成,因此本证重在预防,尤其是脾胃虚弱者更应注意不要贪食,食后避免情志过极。进食面食为主者,重用神曲、麦芽、谷芽,进食肉食为主者重用山楂、鸡内金。

(五)暑厥

1.症舌脉

身热汗出,口渴面赤,继而昏厥,不省人事,或谵妄,眩晕头痛,胸闷乏力,四肢抽搐,汗多面白,肢冷身热。患者发病时多处在暑月,烈日暴晒或高热环境中突然发病,舌质红而干,苔薄黄,脉洪数或细数。

2.病机分析

夏暑炎热或长期处于高温环境,感受暑邪,气热郁逆,暑热内闭,蒙塞清窍,则猝然昏厥、不省人事;暑热扰动神明,则神识混乱、狂妄谵语。暑热郁逆,上犯头部,则头晕头痛;气热迫蒸,邪热内闭,则胸闷气热、面色潮红;暑热逼津,耗气伤津,则汗多、口渴、面白;气阴两伤故乏力;舌质红而干,苔薄黄、脉洪或细数,均为暑热内盛、气阴两伤的表现。

3.治法

开窍醒神,清暑益气。

4.方药运用

(1)常用方:白虎加人参汤(《伤寒论》)或清暑益气汤(《温热经纬》)加减。

(2)组成:石膏、知母、人参、西瓜翠衣、石斛、黄连、知母、荷梗、竹叶、麦冬、粳米、甘草。

(3)加减:抽搐谵妄者可加羚羊角、钩藤、菊花、桑叶等清热平肝、息风止痉;汗液外泄甚者,加五味子、乌梅以酸敛生津止汗;暑邪夹湿,呕恶脘闷者,加茯苓、薏苡仁、通草淡渗利湿;身热大烦渴,脉洪加淡竹叶清热除烦;若热盛阻窍神昏者,可用安宫牛黄丸。

(4)常用中成药:①牛黄清心丸或紫雪丹,每次 1 丸,每天 1~2 次,凉开水灌服或鼻饲。清心化痰,镇惊祛风。用于神志混乱,言语不清,痰涎壅盛,头晕目眩,癫痫惊风,痰迷心窍,痰火痰厥。②清开灵注射液,40~60 mL 加入 5% 葡萄糖注射液 500 mL 中,静脉滴注。或醒脑静注射液 10~20 mL 加 5% 葡萄糖注射液 250 mL 中,静脉滴注。清热解毒,化痰通络,醒神开窍。用于热病神昏、中风偏瘫、神志不清。

5.针灸运用

昏厥发生时,可用针刺泻水沟、内关、涌泉以开窍醒神。如暑厥发生后见虚象,症见头晕心悸、四肢无力、面色苍白、多汗肢冷、猝然昏厥、脉象濡数者,急灸百会、关元、气海。用灸法时,还可加一些药物作熨敷,以增强疗效。如用吴茱萸和食盐炒熨,布包熨脐下;或以盐填脐中,盖蒜、艾灸或胡椒粉纳脐中,以膏药封上,热熨。

6.临证参考

本证患者多因烈日暴晒或在高温环境下长期作业,感受暑热之邪而发病,故昏厥后,应将患者迅速移至阴凉通风之处进行救治,若暴受暑邪,邪热蒸迫,津液外泄,症见头晕、心悸、面色苍白、多汗肢厥,治宜益气固脱,灌服独参汤或急灸百会、关元、气海。对于汗多虚证明显患者,切忌滥用芳香开窍之品,以防耗伤正气。

(六)秽厥(中恶)

1.症舌脉

卒倒面青,昏不知人,手足厥冷,肌肤粟起或牙关紧闭,精神不宁,头面青黑,错语妄言,牙关紧闭,四肢战栗。患者发病前多因步入某种秽浊或特殊环境中,精神紧张或吸入秽毒之气,突然发病,二便自遗,舌苔白腻,脉象乍大乍小,乍数乍迟,三五不调。

2.病机分析

此证多系正虚之体,突然冒犯不正之气所致。如深入地窖、矿井之内,由于阴森恐怖环境的影响,或又因秽浊毒气侵蚀,虫兽骚扰。毒气侵袭,惊则气乱,恐则气下,气机郁结,均可使气机逆乱,秽浊之邪上蒙清窍,突然卒倒面青,昏不知人。阴阳之气不相顺接则手足厥冷、肌肤粟起。肝主筋而藏魂,魂不守舍,则四肢战栗、牙关紧闭。毒气侵袭,气逆血瘀则头面青黑。心神被扰,神不守舍,则精神不宁,错语妄言。气机逆乱,气失回摄,则二便自遗。苔白腻为湿浊之象。阴阳之气不相顺接,气机逆乱故脉象乍大乍小,乍数乍迟,三五不调。

3.治法

辟秽开窍。

4.方药运用

(1)常用方:藿香正气散(《太平惠民和剂局方》)加减。

(2)组成:藿香、紫苏、白芷、槟榔、白术、茯苓、半夏、陈皮、厚朴、桔梗、甘草。

(3)加减:素体亏虚,病发则阳气暴脱者宜按气厥虚证处理,补气回阳,用人参、黄芪补气,附子、龙骨、牡蛎回阳敛汗;清窍不利者,加石菖蒲、郁金化痰开窍。

(4)常用中成药:急用姜汁调服苏合香丸1丸或玉枢丹1.5～3 g;或用生半夏末,或皂荚末,取少许吹入鼻中,使之喷嚏不已;或以石菖蒲末吹鼻中,桂枝末纳舌下,并以石菖蒲根汁灌服之。这些方法有通窍醒神之窍。

5.针灸运用

秽厥发生时,可按压水沟、涌泉、合谷穴位,能帮助患者迅速苏醒。

6.临证参考

本证常常发生在深井或暗窖等处,应先将患者移至空气清新处,进行救治;若患者因精神紧张所致,首先让患者移离引起患者精神紧张的环境,然后用药治疗,同时,配合精神诱导、语言暗示,以解除患者的恐惧心理。

(七)酒厥

1.症舌脉

昏晕仆倒,轻者尤能知人,重者昏厥如泥,或烦躁,或气喘发热,或痰涎如涌,甚者四肢逆冷。患者发病前常有纵饮酒历史,饮后晕倒。舌苔白腻或黄腻,脉滑数。

2.病机分析

酒性剽悍滑疾,过量饮酒,导致气机逆乱,气冲于上,神机失控,故昏厥仆倒,轻者尤能知人,重者昏厥如泥。人神被扰,故烦躁不安;酒味甘辛,性如火烈,里热充斥,上犯于肺,肺失宣降故气喘;里热内郁不外达,故发热;酒为辛辣肥甘之品,易伤脾胃,滋生痰涎,湿热内蕴,故痰涎如涌;阳气内郁不外达四肢则四肢逆冷。舌苔白腻或黄腻,脉滑数为痰湿蕴热之象。

3.治法

解酒化滞,降逆醒神。

4.方药运用

(1)常用方:葛花解醒汤(《兰室秘藏》)加减。

(2)组成:葛花、木香、人参、猪苓、白茯苓、陈皮、白术、干姜、神曲、泽泻、青皮、砂仁、白蔻仁。

(3)加减:本方适用于中阳不振、湿从寒化之酒厥病。若湿从热化,面赤烦热、口渴饮冷者,去辛温之品木香、干姜,酌加黄芩、黄连等清热之品。栀子,善解酒毒,可配入方中,或单独服用。若症见面红耳赤、躁扰如狂、喉中痰鸣、痰黄黏腻等痰热内扰之象,可先灌服安宫牛黄丸或至宝丹,继服黄连温胆汤。

5.针灸运用

酒厥发生时,可针刺水沟、涌泉,采用泻法,可促使患者解酒醒神。

6.临证参考

酒后致厥,以祛除酒邪为先,急当探吐,待吐出酒食之后,再以绿豆汁、浓茶交替灌之,神清后再以葛花解醒汤治之。酒厥表现烦躁症状时,切忌服用镇静催眠药,以免加速死亡。可适当灌水、绿豆汁等。

八、其他中医疗法

(1)取生半夏或皂荚末少许,吹鼻取嚏,用于厥病属实证者。

(2)石菖蒲适量,研末,取少许吹鼻取嚏,用于厥病属实证者。

(3)取生铁一块,烧红醋淬,熏鼻,用于厥病属实证者。

(4)山茱萸 30～60 g,水煎服,用于厥病属虚证者。

(5)灶心土适量,研细,泡汤灌服,用于尸厥者。

(6)炒蒲黄 30 g,加清酒煎服,治血厥实证。

九、急证处理

厥病的发生现场处理原则是查明病因、清除诱因、尽早治疗,应针对不同的病因而分别予以不同的救治。祛除病因是最根本的和最重要的治疗。一旦发生厥病,家属及周围的人员,不要惊惶失措,如发生在烈日之下或高温环境,应立即把患者移至阴凉通风之处;如发生在严寒野外,及时把患者抬入温室内。对于短时间内难以明确病因的,首先应立即将患者放平,松开紧身衣扣,并将双下肢抬高,呈头低脚高位,以利于畅通呼吸和增加脑部血液供应,同时查看患者呼吸和脉搏。若患者穿高领衣服,应剪开其颈部衣服,以防气道梗阻和大脑血液供给不足。其次让患者处于空气流通处,不要让过多的人围观而影响通气,并立即手掐或针刺水沟、涌泉、中冲、合谷、内关、十宣等穴位,也可压眶上神经,予以疼痛刺激。另可让患者嗅氨水,有助于患者恢复意识。可将刺激性较强的樟脑、风油精抹在患者鼻前,以促使其苏醒。

对于病因明确的,针对病因进行相应处理。如对于低血糖性晕厥,可迅速给患者饮浓糖水或其他含糖的流质食物,帮助患者迅速纠正低血糖。对于洗澡时发生的晕厥,特别是使用燃气热水器且通风不畅者,应考虑一氧化碳中毒,立即将患者转移到通风良好的地方,迅速纠正缺氧。大多数患者清醒后都应送医院进一步检查治疗。如发现晕厥时患者面色潮红、呼吸缓慢有鼾声,脉搏低于40 次/分或高于 180 次/分,则可能是心脑血管疾病所致,采取急救措施。

十、变证治疗

由于暑邪属于阳邪,其性炎热升散,最易耗气伤津,因此临床上变证颇多。其变证主要有三。

(一)暑邪伤阴引动肝风

(1)症舌脉:四肢抽搐,口渴汗多,舌红,脉弦数。

(2)治法:清暑救阴,凉肝息风。

(3)常用方:先用紫雪丹,醒神回厥定痉,继用白虎汤加羚羊角、钩藤、生地黄、菊花。

(二)津气欲脱

(1)症舌脉:身无热而汗出不止,气短喘急,精神疲倦,舌淡而干脉虚或散大。

(2)治法:补气生津,敛阴固脱。

(3)常用方:生脉注射液 30 mL 加入 5% 葡萄糖注射液 500 mL 中,静脉滴注。

(三)气随汗脱

(1)症舌脉:多汗肢冷,头晕心悸,四肢无力,舌淡,脉象濡数。

(2)治法:益气摄津止汗。

(3)常用方:参附龙牡汤加减。

十一、疗效评定标准

(一)血压回升

收缩压较治疗前升高 2.6 kPa(20 mmHg)以上,收缩压>10.7 kPa(80 mmHg),脉压差>2.6 kPa(20 mmHg)。

(二)厥病改善

脉搏有力,肢温回升,尿量增加;指压再充盈时间少于 3 秒,或甲皱微循环时间改善。

(三)症情稳定

停药后血压和症状稳定或改善。

根据以上治疗不同结果,厥病的疗效评定标准分为 4 级。①治愈:血压回升,厥病改善,症情稳定。②显效:用药后 3 小时内血压回升,12 小时内厥病改善,24 小时内症情稳定。③有效:用药后 3 小时内血压回升,24 小时内厥病改善,48 小时内症情稳定。④无效:用药后血压不回升,厥病未改善,症情不稳定。

十二、预后与转归

厥病之转归主要有三:一是病重治疗不及时者阴阳气血相失,进而阴阳离决,发展为一厥不复之死证。二是取决于正气来复与治疗措施是否及时、得当。若正气来复,治疗得当,则正气复返,反之,则病情加重,发展为中风以致昏迷等病证。三是表现为各种证候之间的转化,如气厥和血厥之实证,常转化为气滞血瘀之证;血厥虚证,常转化为脱证等等。注意查明发作的病因,进行针对性治疗,则有可能减少发作频度以控制发作。

厥病的预后,取决于患者平素正气的强弱及邪气的盛衰,抢救治疗得当与否。发病之后,若呼吸比较平稳,脉象有根,表示正气尚强,预后良好。反之,若气息微弱,或昏聩不语,或手冷过肘、足冷过膝,或脉象沉伏如一线游丝,或如屋漏,或散乱无根,或人迎、寸口、趺阳之脉全无,多属危候,预后不良。

第三章

痿 病

痿病系指肢体筋脉弛缓,软弱无力,日久不能随意运动而致肌肉萎缩的一种病证。其含义有二,一是痿者萎也,枯萎之义,指人的肢体像干枯的树枝一样,枯萎消瘦,肌肉萎缩;二是痿者,痿弱之义,指肢体痿弱,软弱无力,不能随意动作。凡手足或其他部位的肌肉痿弱无力,弛缓不收者均属痿病范畴。因多发生在下肢,故又有"痿躄"之称,"躄"为瘸腿之义。

本病因于外感和内伤两个方面。因于外感者,责之于感受"六淫"或温毒邪气,浸淫肢体筋脉所致;因于内伤者,责之于脾胃虚弱,肝肾亏虚致筋脉失养,或瘀血、痰浊痹阻脉络,或毒损络脉,筋脉失养所致。外感致痿者多属实,内伤致痿者或虚或实。治疗上当明外内虚实,确立实痿可泻,虚痿可补的原则。泻者,重在祛邪舒筋;补者,重在扶正柔筋。

西医之多发性神经炎、急性脊髓炎、进行性肌萎缩、重症肌无力、周期性麻痹、肌营养不良症、多发性硬化、运动神经元病和其他中枢神经系统感染表现为肌无力、肌萎缩、瘫痪者均属中医痿病的范畴,可参考本章辨证论治。

本病所包含的上述病种的发病率高低不一,部分病种有明显的年龄倾向和地域差异。如脊髓灰质炎(小儿麻痹症)则以小儿为主。多发性硬化的患病率随所处的纬度而增加,离赤道愈远,发病率愈高,赤道地区的发病率>1/10万,而高发区包括美国北部、加拿大、冰岛、英国、北欧等,患病率为40/10万或更高,亚洲地区的发病率较低,约为5/10万,我国目前尚无多发性硬化的流行病资料。重症肌无力的发病率为8~20/10万,患病率为50/10万,南方发病率较高,女性多于男性,约为3:2,任何年龄组均可发病,有2个发病年龄高峰,第1个高峰为20~40岁,女性多见;第2个高峰为40~60岁,以男性多见,多合并胸腺瘤。急性感染性多发性神经炎的患病率为16.2/10万,任何年龄都可发病,在4~6岁及青年有两个发病高峰。

一、诊断标准

参照国家中医药管理局发布的《中华人民共和国中医药行业标准·中医病证诊断疗效标准·中医内科病证诊断疗效标准》诊断。

(1)肢体筋脉弛缓,软弱无力,活动不利,甚则肌肉萎缩,弛纵瘫痪。

(2)可伴有肢体麻木、疼痛,或拘急痉挛。严重者可见排尿障碍,呼吸困难,吞咽无力等。

(3)常有久居湿地、涉水、淋雨史,或有药物史、家族史。

(4)可结合西医相关疾病做相应理化检查,如有条件应做 CT、磁共振等。

(5)应注意与痹证、风痱、震颤等鉴别。

二、鉴别诊断

(一)肢节痹病

肢节痹病久治不愈,因肢体疼痛,活动困难,渐见瘦瘦,而与痿病相似。痹症其鉴别的关键在于痹病均有关节、肢体疼痛,而痿病主要表现为肢体痿弱,赢瘦无力,行动艰难,甚至瘫软于床榻,肢体关节多无疼痛。临床上也有既肢体肌肉萎缩无力,又伴有肌肉关节疼痛者,是为痿痹并病,可按其病因病机特点,辨其孰轻孰重进行论治。

(二)风痱

风痱又称为痱证。其以四肢不收,瘫而不遂,废而不用为主症,常伴舌本病变,言语不利,时有意识障碍。而痿病则以力弱肌肉萎缩为主症,多无神志的改变。两者均可隐袭起病,病久可痿痱并病,但从病史上早期应该区分。《医学纲目·总论》指出:"痱病有言变志乱之证,痿病则无之也;痱病又名风痱,而内伤外感兼备,痿病独及于内伤也;痱病发于击仆之暴,痿病发于怠惰之渐也。凡此皆明痱与痿,明是两疾也。"

(三)偏枯

偏枯又名偏风、半身不遂。多由营卫俱虚,真气不能充于全身,或兼邪气侵袭所致。症见一侧肢体偏废不用,或兼疼痛,久则患肢肌肉枯瘦,但神志多无异常变化。痿病系指肢体筋脉弛缓,软弱无力,日久不能随意运动而致肌肉萎缩的一种病证,病在四肢或双侧肢体,单侧少见,以发生在下肢者为多,故又有"痿躄"之称。因此临床鉴别要点是偏枯以单侧肢体不用、肌肉萎缩为主;痿病多以双侧肢体不用,肌肉萎缩为主。

三、证候诊断

参照国家中医药管理局发布的《中华人民共和国中医药行业标准·中医病证诊断疗效标准·中医内科病证诊断疗效标准》。

(一)肺热津伤证

发热多汗,热退后突然出现肢体软弱无力,皮肤干燥,心烦口渴,呛咳咽燥,便干,尿短黄,舌质红,苔黄,脉细数。

(二)湿热浸淫证

肢体逐渐痿软无力,下肢为重,麻木不仁,或发热,小便赤涩热痛,舌红,苔黄腻,脉濡数。

(三)脾胃虚弱证

起病缓慢,渐见下肢痿软无力,时好时差,甚则肌肉萎缩。神倦,气短自汗,食少便溏,面色少华,舌淡,苔白,脉细缓。

(四)瘀阻脉络证

四肢痿软,麻木不仁,肌肤甲错,时有拘挛疼痛感,舌质紫暗,苔薄白,脉细涩。

(五)肝肾亏虚证

病久肢体痿软不用,肌肉萎缩,形瘦骨立,腰膝酸软,头晕耳鸣,或二便失禁,舌红绛,少苔,脉细数。

四、病因

痿病的病因主要有外感和内伤两大类,外感与风、热、湿、暑、燥有关,内伤与情志、饮食、劳倦有关,痰饮、瘀血等病理性因素亦是内伤致痿的病因,此外还有因跌仆损伤以致瘫痪成痿者。

(一)外感

1.热(火)

热为火之渐,火为热之极,二者程度不同,性质则一。火性上炎,善灼津液,故人体内津液耗损,肢体筋脉失养而成痿。

2.湿

湿为长夏之气,内应于脾。长夏之气伤人或长期涉水淋雨,水中劳动,久居湿地,皆可致湿邪伤人。湿性重浊而粘腻,易于伤阳,阻遏气机,使经络阻滞不畅,气血不得濡养四肢而致痿。湿邪侵及人体肌肉筋脉,使肌肉麻木不仁,筋脉弛长,发为痿病。

3.暑

暑为夏季之气,其性热而善夹湿,性热而易于耗气伤津,夹湿而易于阻遏气机,最终导致筋脉失养而发为痿病。

4.燥

燥为秋令之气,内与肺金相应,燥邪伤人首犯于肺,而易耗津,津伤不润,肺热叶焦而生痿病。换言之,燥邪伤人,炼烁人体阴血,使人阴血受损不能营养濡润宗筋,成为痿病。

5.风

风胜轻浮开泄,善行而数变,风气伤人肌肤,使人腠理不固,津液外泄,重者致津液耗伤,阴血不足,肌肉失于濡养,而出现痿病。

6.瘟邪伤人

瘟邪伤人,易于化燥伤阴,耗血动血,致人阴血耗伤,肢体肌肉失养而致痿。

(二)内伤

1.劳倦过度

(1)房劳过度:房劳过度则会肾精虚耗,以致肾水不足,虚火上炎,肺金受烁而致痿。

(2)劳累过度:劳累过度则会耗伤气血、津液,使肢体筋脉失养可致痿。同时,劳累过度,耗伤津液,亦可致内热过盛,反灼肾阳,使肾虚不能主骨生髓而致痿。

2.七情所伤

七情过极可影响人体气机运行,进而伤及五脏。五脏之伤,必影响筋骨血脉,渐成痿病。

3.饮食所伤

饮食偏嗜,咸淡失宜,酸甜无度,五味失调,均可伤及相应脏腑而致痿。

4.先天不足

禀赋异常,先天薄弱,肾元亏虚,元阴元阳不充,气血不足,五体失济,筋脉失养而发生痿病。

5.发育异常

先天禀赋差异导致身体结构的发育异常,影响经脉气血的流通畅达,肌肉筋脉失养而发生痿病。

6.久病致痿

消渴病、痹证以及某些恶性肿瘤等病证久病不愈,气血损伤,精气消耗,筋骨肌肉不得充养;病久不愈,痰浊瘀血内阻,经脉阻滞,气血不通,肌肉失养而发生痿病。

7.年老体衰

年高体弱,正气亏虚,一方面气血不足,另一方面气血运行不畅,均导致经脉失和,瘀血痰浊内生,继致经脉闭阻,肌肉筋骨失养而发生痿病。

(三)其他病因

1.痰饮

湿痰不去,阻滞络脉,困遏脾气,亦可使人肢体筋脉失养而致痿。

2.瘀血

各种原因引起的出血,血溢脉外,阻滞经络或跌仆损伤,瘀血留于腰胯,使气血不得流通而致痿。或体位不正,坐卧不当,劳伤筋骨,损伤经脉,导致气血不畅,肌肉失养而发生痿病。

3.岁运太过

岁运太阴,湿土太过,致湿邪留连,困遏肢体致痿。

4.误治

伤寒吐下后,又复发汗而致气血阴阳俱虚,筋脉失于濡养而成痿。

5.中毒致痿

环境污染,长期接触有毒物质,或因病服药有害物质所伤,毒损脏腑络脉,气血受损,经脉闭阻,肌肉萎缩。这些有害物质包括化学物质、药物、农药、化肥、工业废气等。此外,放射性物质也是导致痿病的原因之一。

从临床看,痿病的发病原因并非孤立的,单一病因也许不足为害,多种病因交互影响,往往是引起痿病的基本原因。应予以注意。

五、病机

(一)发病

痿病之发病,急少缓多。因于脾胃虚弱、肝肾亏虚、瘀血阻络等原因所导致的痿病,多呈慢性病程。而感受温热毒邪,或病后余热燔灼,或湿热浸淫,则其发病和演变则相对较快。个别患者甚可急性起病。

(二)病位

痿病的主要表现为肢体痿软不用,甚至废用及肌肉萎缩。因此其病位主要在四肢筋肉。但具体表现又各异。可为一侧或双侧发病,或为上肢或为下肢,甚或四肢均有。个别患者还可仅为身体的某一局部发病,如眼部。就其病变的脏腑而言,则病变部位主要为肺、脾胃,涉及肝肾。

(三)病性

痿病之病性有虚有实,或虚实夹杂,但总体而言,以虚居多,即或有实证,亦多为本虚标实。虚证之中,多因脾胃虚弱和肝肾亏虚所致。实证之中,则主要为感受温热燥邪、湿热浸淫或湿热成毒损络伤脉所致。

(四)病势

痿病的病势急少缓多,其病情的演变和发展多为慢性进程。但若感受温热燥邪或湿热浸淫、湿热蕴毒损伤脉络者,则发病较快,部分患者呈急性发病,病势急骤,进展迅速,可发为暴痿。若失治误治,延绵不愈,则亦可转化为慢性进程。

(五)病机转化

各种原因所致的痿病,在整个疾病的演变和发展过程中,各种病机可以相互转化,或因虚致实,虚而流滞,虚中邪生,虚体复感;或因实致虚,邪气损正,壮火食气,贼火灼津,淫毒损络,湿热害清;或虚虚相易,诸虚共存;或实实叠生,多邪胶结;或虚实夹杂,病机纷呈。终致虚虚实实,阴损及阳,阳损及阴,阴阳两虚而病情沉疴。

具体到常见的发病病因而言,因感受温热燥邪而致痿者,若失治误治,久治不愈,不仅可以伤津耗液,导致阴虚内热,还可逐渐导致阴损及阳,形成阴阳两虚;若湿热浸淫,久滞不化,或又受寒湿重伤,则可阳消阴长,寒湿渐盛,终成寒湿致痿的病机转化;若脾胃虚弱日久,不仅可因气血化源不足致痿,亦可因气血不足,血运无力,滞留脉络,出现瘀阻脉络的病机;或因肝肾亏虚或久治不愈,不仅可引起阴虚阳亢,阴虚内热,还可阴虚及阳,最终发为阴阳两虚。

痿病的主要病机,虽常见有以上几种区分,但从脏腑病位来说,亦常常互相传变。如肺热叶焦,津失敷布,久则五脏失濡,内热互起;肾水下亏,水不制火,则火烁肺金,导致肺热津伤;脾虚与湿热更是互为因果,湿热亦能下注于肾,伤及肾阴。所以本病病证常常涉及诸脏,而不局限于一经一脏。总的说来,肝藏血主筋,肾藏精生髓,津生于胃,散布于肺,因而。本病与肝、肾、肺、脾胃关系最为密切。

在临床上应注意:①痿病多属五脏内伤,精血受损,阴虚火旺,一般是热证、虚证居多,虚实夹杂者亦不鲜见。②痿病虽以内热为本,而此热又与肺热有关,且由于致痿之因之杂,病理因素之多,临床多有兼夹之证,如湿、死血、湿热、温邪、积滞等为多见的兼夹因素。③内伤成痿,病机转化多层次,一脏变化而及多脏,渐至于百节缓纵不收,脏气损伤已概见,故本病多数沉重难治。若感外邪伤筋成痿,或可骤发,但亦非轻易,务要及时救治,免成痼疾。

(六)证类病机

1.肺热津伤证

温邪上受,首先犯肺,感受温热之邪,致肺热熏灼,伤津耗液,水之上源不足,不能正常发挥华盖之功,四肢五体百骸失于津液的濡润而发为痿病。又肺为娇脏,喜润恶燥,不耐邪侵贼戕,最畏寒热邪燥,若他脏之火累及于肺,或感受燥邪,均可致肺热津伤,阴液亏损,无以敷布四肢筋脉,筋脉失于濡养,而见两足痿软不用,渐致肌肉瘦削萎缩,常可伴见皮肤干燥,心烦口渴,呛咳无痰等症,其舌多红,脉多细数。

2.湿热浸淫证

湿热之邪,或从外来,或由内生。若久居潮湿之地,或涉水淋雨,均可感受外来湿邪,湿积不化,郁久化热,发为湿热;若饮食不节,过食肥甘,久嗜辛辣酒醴,蕴湿积热,湿热熏蒸,流注四肢,泛著脉络,浸淫筋脉,气血不畅,筋脉失养,则导致肢体痿软不用,常可伴见胸满痞闷,身热不扬,小便赤涩热痛,舌苔多黄腻,脉多濡数。

3.脾胃虚弱证

脾胃为后天之本,气血生化之源,功主四肢肌肉。若脾胃运化功能减退,气血生化不足,进而使四肢百骸失于气血濡养,逐渐出现肢体痿废不用,常可伴见食少乏味,气短懒言,倦怠乏力,面色不华,肢体浮肿等症,舌质多淡,脉多沉细、细弱。

4.瘀阻脉络证

产后恶露不尽,流滞于腰膝;或因跌仆损伤,血积不化;或因寒邪凝聚、热邪灼伤、气郁不行、气虚不运等因素引起瘀阻脉络;亦有因畸形、肿物压迫经脉,致使经气失运,筋脉失养,而见四肢痿软,不通则痛,还可伴见诸部位的掣痛、压痛、麻木等症。其舌多青、多黯,有瘀点、瘀斑,脉多涩。

5.肝肾亏虚证

肾为先天之本,藏精主骨生髓,肝主筋为藏血之脏,若肝肾精血亏虚,筋骨经脉失于濡养而致四肢痿软,甚或腿胫大肉渐脱,步履全废。又腰为肾之府,肾虚不固,无以藏精,则可兼见腰膝酸软,遗精早泄,阳痿不举,遗尿,女子经少闭经等症。

6.情志失调证

长期忧愁思虑,情怀不畅,志而不遂,意而不伸,思而不愿,念而难达,或焦虑紧张,忿怒不平,心荷太重,可致气机逆乱,气血不畅,筋脉失养,而见四肢痿软无力或不用,并可伴见失眠,烦躁,眩晕,纳呆诸症。

六、辨证思路

本病的临床辨证思路应分急缓,明虚实,别脏腑。

首先应分急缓虚实。凡起病急,发展较快,肢体力弱,或拘急麻木,肌肉萎缩尚不明显,属肺热津伤或湿热浸淫之实证;而病程长,病情渐进发展,肢体弛缓,肌肉萎缩明显者,多属脾胃肝肾亏损之证。

其次是辨别脏腑。在肺者,大多发生于热病过程中或热病之后,可伴发热、咳嗽等症状;在脾胃者,多伴有食欲不振,面色萎黄不华,便溏等;在肝肾者,往往起病缓慢,病程较长,多伴有腰脊酸软,遗精耳鸣,月经不调等。

痿病因于实者,以祛邪为主,宜清热、化湿、祛瘀等法;因于虚者,以补虚为主,宜健脾益气、滋补肝肾等法;虚实夹杂者,应攻补兼施。要灵活运用"治痿独取阳明""泻南方,补北方"之法则。

七、分证论治

(一)肺热津伤

1.症舌脉

始发热,或热退后突然肢体软弱无力,皮肤枯燥,心烦口渴,口咽干燥,干咳少痰,小便短赤,大便秘结,舌红苔黄,脉细数。

2.病机分析

温热之邪伤肺,肺脏气阴受伤,津液不足以敷布全身,遂致筋脉皮肤失养而现肢体突然无力,皮肤枯燥;肺津不能上承肺系,故口咽干燥。热邪伤津扰神,故心烦口渴,小便短赤,大便秘结;热壅于肺,遏气灼阴,肺难宣肃,故干咳少痰。舌红苔黄,脉细数均为阴伤液涸,邪热内炽之象。

3.治法

清热润肺,濡养筋脉。

4.方药运用

(1)常用方:清燥救肺汤(《医门法律》)加减。

(2)组成:霜桑叶、生石膏、人参、麦冬、苦杏仁、火麻仁、枇杷叶、阿胶、生甘草。

(3)加减:若壮热,口渴,汗多,则重用生石膏,还可加知母、银花、连翘以清热解毒,生津舒筋;若咳嗽少痰者,则可加桑白皮、全瓜蒌、川贝母等清润肃肺;若心烦口渴明显者,可加栀子、知母以清热除烦、生津益神;若大便秘结,数日难行者,可伍用增液承气汤;若日久不愈,出现面白不华、气短神疲等症者,为津伤而气血亦虚,可加黄芪、白术、当归、熟地等,以益气养血、生津增液;若身热退净,食欲减退,口燥咽干甚者,属肺胃阴伤,可用益胃汤加薏米、生山药、谷麦芽之类益胃生津。

(4)常用中成药:①清开灵注射液,40 mL加入0.9%氯化钠注射液250 mL中,静脉滴注,每天1~2次,10~14天为1个疗程。清热解毒、活血化瘀、醒脑开窍。适用于痿病初期、肺热壅盛者。②注射用双黄连(冻干),3 600 mg加入0.9%氯化钠注射液或5%葡萄糖注射液500 mL,静脉滴注,每天1~2次,10~14天为1个疗程。清热解毒,辛凉解表。用于痿病初期,邪在肺卫,热毒内盛,症见发热,微恶风寒或不恶寒,咳嗽气促,咯痰色黄,咽红肿痛。③羚羊角胶囊,每次0.3~0.6 g,每天1次。平肝息风,清肝明目,散血解毒。原用于高热惊痫,神昏痉厥,子痫抽搐,癫痫发狂,头痛眩晕,目赤翳障,温毒发斑,痈肿疮毒。对于痿病之肺热壅盛,木火刑金者,亦可使用。

5.针灸运用

(1)治法:清热润肺,濡养筋脉。

(2)主穴:少商、列缺、尺泽。

(3)配穴:上肢配合谷、曲泽、肩髃,下肢配足三里、阳陵泉、环跳、风市,或取水沟、百会、髀关、伏兔、足三里、阳陵泉、绝骨、太冲、中脘为正面取穴,取大椎、至阳、筋缩、身柱、腰阳关、环跳、委中、承山、昆仑为侧身取穴。

(4)手法:取手、足阳明、太阳、足小阴经穴为主,配以督脉背俞、夹脊、头针穴位,毫针刺,用平补平泻法或依辨证而灵活补泻,兼以点刺出血和抓火灸拔罐。针疗后即抓火酒拔罐,5分钟起罐。诸穴配合,对于邪热壅肺、津伤液耗,能起到清热泻火、生津养液、透络舒筋的作用。

6.临证参考

本证起病急骤,多有外感入里化热,热邪伤津灼营,故治应清热救津,甘寒清上,俾肺金清肃而火自降,切勿滥用苦寒燥湿及辛温之品,以免重亡津液。肺热伤津,不免耗灼胃液,务须结合养胃清火,胃火清则肺金肃,这也是"治痿独取阳明"的临床体现。本证不治,久延则肺热耗津,五脏受灼,转为肝肾阴亏,脾胃津伤者,亦常屡见。故应早治以防变,宜健脾养胃、滋补肝肾。

(二)湿热浸淫

1.症舌脉

四肢痿软,身体困重,或微肿麻木,尤多见于下肢,或足胫热蒸,或发热,胸脘痞闷,小便赤涩,舌红体大,苔黄厚腻,脉细数而濡。

2.病机分析

湿热浸渍肌肤,故见肢体困倦、或微肿。湿热不攘,气血运行不畅,故可见麻木。湿热浸淫经脉,气血阻滞,故痿软无力。湿热郁蒸,气机不化,可见身热不尽。湿热阻遏气机,可见胸膈痞闷。湿热下注,故小便热赤涩痛。苔黄腻,脉滑数,乃湿热内蕴之证。

3.治法

清热燥湿,通利筋脉。

4.方药运用

(1)常用方:加味二妙散(《丹溪心法》)加减。

(2)组成:苍术、黄柏、当归、牛膝、防己、萆薢、龟甲。

(3)加减:若湿盛,伴胸脘痞闷,肢重且肿者,可加厚朴、薏苡仁、茯苓、泽泻健脾益气,理气化湿;长夏雨季,酌加藿香、佩兰芳香化浊,健脾除湿;如形体消瘦,自觉足胫热气上腾,心烦,舌红或中剥,脉细数,为热偏甚伤阴,上方去苍术加生地、麦冬以养阴清热;如肢体麻木,关节运动不利,舌质紫,脉细涩,为夹瘀之征,加赤芍、丹参、桃仁、红花活血通络。

(4)常用中成药:①二妙丸,每次 6～9 g,每次 2 次。燥湿清热。用于痿病之湿热下注者。②导赤丸,每次 1 丸,每天 2 次。清热泻火,利尿通便。原用于口舌生疮,咽喉疼痛,心胸烦热,小便短赤,大便秘结。对于痿病之湿热浸淫而见上述诸征者,亦可配合使用,有一定的辅助治疗作用。③龙胆泻肝丸,每次 6～9 g,每天 2 次。清肝胆,利湿热。原用于肝胆湿热,头晕目赤,耳鸣耳聋,耳肿疼痛,胁痛口苦,尿赤涩痛等,对于湿热浸淫型痿病亦可适当选用,有所裨益。

5.针灸运用

(1)治法:清热燥湿,通利筋脉。

(2)主穴:足三里、解溪、髀关、合谷、曲池。

(3)配穴:上肢配手三里、肩髃、外关,下肢配阴陵泉、三阴交、阳陵泉、环跳,脑神经障碍取风府、风池、完骨、廉泉、增音、人迎、印堂、迎香、合谷、天突,感觉运动障碍取曲池、手三里、外关、合谷、中清、足三里、三阴交、太冲、足临泣,面神经麻痹配用翳风、牵正、四白、地仓。

(4)手法:取阳明经为主,上肢多取手阳明,下肢多取足阳明,并配合局部经穴,毫针刺,用泻法为主,或平补平泻法。亦可给予电针治疗,每天1次,10次为1个疗程。

6.临证参考

本证因湿热浸淫所致,故不可急于填补,以免助湿。本证湿热易伤肺肾金水之源,故除湿之外,兼施清养。本证湿热不去,下流入肾,肾被热灼而阴亏,成为标本虚实夹杂者,所以祛湿务要慎用辛温苦燥,若湿热伤阴,则应清滋善后。

(三)脾胃亏虚

1.症舌脉

肢体痿软无力日重,食少纳呆,腹胀,便溏,面浮不华,气短,神疲乏力,舌淡,舌体胖大,苔薄白,脉沉细或沉弱。

2.病机分析

脾胃虚弱,气血化源不足,则筋脉失养而肢体痿软,渐渐加重,脾不健运,故食少,脾虚清阳不升,故便溏腹泻,气虚不能运化水湿,故气短,面浮,神疲乏力,面色不华,脉细,皆由脾胃虚弱,气血不足所致。

3.治法

健脾益气。

4.方药运用

(1)常用方:参苓白术散(《太平惠民和剂局方》)加减。

(2)组成:人参、茯苓、白术、桔梗、山药、白扁豆、莲子肉、砂仁、薏苡仁、甘草。

(3)加减:若肥人多痰,可用六君子汤补脾化痰;中气不足,可用补中益气汤。

(4)常用中成药:①参麦注射液,40 mL加入5%葡萄糖液或0.9%氯化钠注射液250~500 mL中,静脉滴注,每天1次,10~14天为1个疗程。补气生津,止渴固脱。用于各种原因所致的气虚津亏,表现为眩晕、晕厥、自汗、心悸、口渴、脉微等厥证、虚证。对于痿病之脾胃亏虚,亦可适用。②鸡血藤膏,每次6~10 g,每天2次。补血,活血。用于血虚筋弱,手足麻木,关节酸痛等。可配合参苓白术散气血同治,以资疗效。③十全大补丸,每次1丸,每天2~3次。温补气血。用于痿病之气血两虚,面色苍白,气短心悸,头晕自汗,体倦乏力,四肢不温等。

5.针灸运用

(1)治法:健脾益气,补血活血。

(2)主穴:气冲、胃俞、关元、中脘、髀关、伏兔、血海、梁丘、足三里、阳陵泉、三阴交、解溪、丰隆、昆仑、承山等穴。

(3)配穴:上肢配肩髃、曲池、合谷、外关,下肢配梁丘、三里、环跳、涌泉,兼有肺热者配尺泽、肺俞、大椎,兼有湿热者配阴陵泉、脾俞,兼有肝肾亏损者配肝俞、肾俞、悬钟、阳陵泉。

(4)手法:取患侧足阳明胃经穴,毫针刺,并配合头针治疗,用补法。亦可给予电针治疗,每天1次,10次为1个疗程。

6.临证参考

本证虽痿在四末,病实发于中焦,脾胃虚者,最易兼夹食积不运,当结合运化,导其食滞,酌佐谷麦芽、山楂肉、神曲。脾虚每兼夹湿热不化,补脾益气之时,当结合渗湿清热。脾主运化,脾虚则五脏失濡;脾为后天之本,五脏之伤,久亦损脾。脾虚痿病每与其他各证兼见,治法总宜扶脾益胃以振奋后天本源,这也是"治痿独取阳明"的体现。

(四)肝肾亏损

1.症舌脉

起病缓慢,下肢痿软无力,腰膝酸软,不能久立,或伴眩晕,耳鸣,遗精早泄,或月经不调,甚至步履全废,腿胫大肉渐脱,舌红少苔,脉沉细数。

2.病机分析

病延不愈,邪气损正,或后天不复,病久及肾,终致肝肾精血亏虚,筋骨经脉失于濡养而致四肢痿软,不能久立,甚或腿胫大肉渐脱,步履全废。肾虚不固,精关失约,难以藏精,可见遗精早泄;肝肾精血不足,冲任失调,可见月经不调;肾亏腰府失养,则可兼见腰膝酸软。眩晕,耳鸣,舌红少苔,脉沉细数等亦为肝肾亏虚所致。

3.治法

补益肝肾,滋阴清热。

4.方药运用

(1)常用方:虎潜丸(《丹溪心法》)加减。

(2)组成:骨、龟甲、黄柏、知母、熟地、白芍、锁阳、陈皮、干姜。

(3)加减:热甚者去锁阳、干姜,或用六味地黄丸加牛骨髓、猪骨髓、鹿角胶、枸杞子、砂仁治之;若兼见面色萎黄不华,心悸,怔忡,舌淡红,脉细弱者,加黄芪、党参、当归、鸡血藤以补养气血;若久病阴损及阳,症见怕冷,阳痿,小便清长,舌淡,脉沉细无力者,可去知母、黄柏加鹿角片、补骨脂、淫羊藿、巴戟天、附子、肉桂等助阳之品,此外可配用紫河车粉,或用猪骨髓、牛骨髓煮熟,捣烂和米粉,再用白糖或红糖调服。

(4)常用中成药:①归芍地黄丸,每次 1 丸,每天 2～3 次。滋肝肾,补阴血,清虚热。可用于痿病之肝肾两亏,阴虚血少,头晕目眩,耳鸣咽干,午后潮热,腰腿酸痛,脚跟疼痛等。②健步丸,每次 9 g,每天 2 次。补肝肾,强筋骨。用于痿病后期肝肾不足,腰膝酸软,下肢痿弱,步履艰难等。③大补阴丸,每次 6 g,每天 2～3 次。滋阴降火。用于痿病之阴虚火旺,潮热盗汗,耳鸣遗精等。④参茸固本片,每次 5～6 片,每天 3 次。补气养血。用于气血两亏,诸虚百损,耳鸣目眩,四肢倦怠。用于痿病后期,肾虚精亏的长期治疗。

5.针灸运用。

(1)治法:补益肝肾,滋阴清热。

(2)主穴:肾俞、肝俞、太溪、悬钟、三阴交、气冲。

(3)配穴:上肢配曲池、肩贞、合谷、曲池、肩髃、手三里,下肢配阳陵泉、丘墟、环跳、髀关、伏兔、足三里、三阴交、解溪、委中、承山,躯干配大椎、腰阳关、肾俞(双)、腰眼,呼吸、吞肌麻痹配天突穴。

(4)手法:取背俞、足少阴经穴,毫针刺,用补法。亦可给予电针治疗,每天 1 次,10 天为 1 个疗程。

6.临证参考。

本证比较常见,各种痿病日久则无不伤及肾元,水愈亏则火愈炽,而伤阴愈甚。所以丹溪治痿"泻南方,补北方",即以补肾清热为主要治疗手段。本证须分清有热无热,虚火当滋肾,无火专填精,阳虚要温煦,但仍以阴虚夹热者为多。本病多属五脏内伤,精血受损,阴虚火旺。临床上一般虚证居多,或虚实错杂,实证、寒证较少。因此,补虚要分清气虚还是阴虚,气虚侧重治阳明,阴虚权重补肝肾。本证多可夹杂他邪为病,应注意祛邪勿伤正,补益防助邪。他邪可有夹湿、夹热、夹痰、夹瘀等不同,治疗时还当配合利湿、清热、化痰、祛瘀等法,用苦寒、燥湿、辛温等药物时要注意祛邪勿伤正,时时注意护阴,补虚扶正亦当防止恋邪助邪。

(五)瘀血阻络

1.症舌脉

四肢痿弱无力,肌肉萎缩,手足麻木不仁,肌肤甲错,时有拘挛疼痛,或肌肉跳动,手足震颤,或肢体浮肿,形体消瘦,皮肤干燥,局部青紫,舌痿不能伸缩,舌质黯淡、黯红或青紫有瘀斑,苔薄白,脉沉涩、细涩无力。

2.病机分析

产后恶露不尽,滞于腰膝,阻于经络;或因跌仆损伤,血积不化;或因寒邪凝聚、热邪灼伤、气郁不行、病久气虚不运等因素引起瘀阻脉络,致血液不得畅行,四肢筋脉失其运养而发为痿病。四肢失濡则肌肉萎缩,麻木不仁,肌肤甲错,局部青紫,皮肤干燥。久病入络,络脉瘀阻,瘀血生风则肌肉跳动,手足震颤;瘀阻络脉,玄府郁滞,气液不通,则肢体浮肿;瘀血碍新,日久气少血亏则形体消瘦;舌黯、青紫或有瘀斑,脉沉涩或细涩无力亦为瘀血之象。

3.治法

活血化瘀,通络荣筋。

4.方药运用

(1)常用方:桃红四物汤(《医宗金鉴》)加减。

(2)组成:当归、白芍、熟地黄、川芎、桃仁、红花。

(3)加减:瘀阻较甚者,加土鳖虫、山甲、藏红花;伴有乏力,神疲等气虚明显者,治宜益气养营、活血行瘀,改用圣愈汤加味;如手足麻木,舌痿不能伸缩于上方者去白芍加赤芍、山甲、三七、橘络等,以增强舒筋活络之功;如肌肤甲错,形体消瘦,手足痿弱,为瘀血久留,用大黄䗪虫丸缓中化瘀。

(4)常用中成药:①华佗再造丸。每次 4～8 g,每天 2～3 次,重症每次 8～16 g。活血化瘀,化痰通络,行气止痛。原用于瘀血或痰湿闭阻经络之中风瘫痪,拘挛麻木,口眼㖞斜,言语不清。对于痿病之瘀血阻滞者,亦可适用。②消栓通络片。每次 6 片,每天 3 次。活血化瘀,温经通络。本品由川芎、丹参、黄芪、泽泻、三七、槐花、木香等组成。原用于血脂增高,脑血栓引起的精神呆滞、舌质发硬、言语迟涩、发音不清、手足发凉、活动疼痛。对于痿病之瘀血阻络亦可适用。

5.针灸运用

(1)治法:活血化瘀,通络荣筋。

(2)主穴:环跳、足三里、阳陵泉、委中、悬钟、解溪、太冲、手三里、脾俞、胃俞。

(3)配穴:风市、梁丘、血海、阴陵泉、三阴交、髀关、丘墟。

(4)手法:活血化瘀,通络舒筋。针刺手法以平补平泻为主,局部加照红外线,每次留针 30 分钟,并可配合按摩方法,每次 15 分钟,10 次为 1 疗程。亦可给予电针治疗,每天 1 次,10 次为 1 个疗程。

6.临证参考

本型可兼见于各证型中,因而在临床上应灵活活血化瘀,变通干预措施,方能随机应变,切中实际。本型见于病久者,必因瘀久碍新,形成瘀虚同存的病机。

此时应活血与补血双管齐下,通络与补络并驾齐驱,舒筋与柔筋刚柔相济,方能尽括病机,以期疗效。顽痰现瘀,久瘀结痰,痰瘀互结,杂邪为害,每每使病机复杂,病情沉疴。此时应祛痰与化瘀并施,搜络与软坚并用,以期痰祛瘀消,络脉自通,筋脉得养,痿弱自除。瘀血日久化热、瘀热伤阴津枯,终致因实致虚,病象纷呈,病情沉疴。应全面分析瘀阻原因,审因论治,灵活运用温通、清化、行气、补气助阳、切除肿物、排除畸形等方法,多法并施,配伍得力,随机权变,提高疗效。若经脉中断者,则应从速手术续接为妥。

八、急证处理

痿病后期或病情发展到某一阶段,由于肺热叶焦,湿热蕴毒,毒邪肆虐,邪毒伤正,脏气大虚,气血亏损,一方面可引起肺叶痿弱不用,通气功能减弱,出现呼吸微弱,气短不续息,干咳少痰,或有痰无力咳出的症状,此即痿病变生的肺绝急证;另一方面引起胃气衰败,胃阴耗竭,纳降不能,出现吞咽困难,甚则不能吞咽,此为痿病变生的胃绝急证。

临床上尤应重视痿病出现的肺绝急症。由于肺气大衰,不能主气而行呼吸之用;肺阴耗竭,宣降气机难以维持,清肃功能无力,大量痰浊郁肺,痰热遏肺,毒热痰壅肺,形成正气愈虚,邪气愈实的凶险危象。

基于西医学对痿病的认识,上述情况的实质,是由于痿病发展过程中,可因病变广泛、进展较快而出现呼吸肌麻痹的临床急症,如重症肌无力危象,病情特别凶险。当此之时,应采取中西医结合的紧急抢救方法。

根据临床辨证情况,属于气阴欲脱者可选用生脉注射液静脉滴注;邪毒壅滞者选用清开灵注射液或苦碟子注射液静脉滴注;下虚上实,真阳欲脱者选用参附注射液静脉滴注,并用参附汤加减,另加黑锡丹冲服;意识不清用温开法加苏合香丸研末,胃管加入,凉开加醒脑静注射液静脉滴注。

九、变证治疗

痿病日久不愈,由于脏腑亏损,气血阴阳虚衰,久虚不复,可出现以五脏亏虚为主要临床表现的虚劳变证。主要表现为神疲体倦,声低气怯,气息微弱,心悸气短,面容憔悴,肌肉瘦削,大骨枯槁,大肉陷下,自汗盗汗,或五心烦热,畏寒肢冷,脉虚无力等五脏气、血、阴、阳亏虚的特有症状。

(一)气虚

(1)临床表现:四肢痿弱,神疲体倦,短气自汗,声音低怯,或心悸气短,劳则尤甚,或食欲不振,大便溏薄,时寒时热,面白或萎黄,舌质淡,脉弱。

(2)治法:补益脾肺。

(3)常用方:补肺汤(《永类钤方》)合四君子汤(《太平惠民和剂局方》)加减。

(4)组成:人参、白术、黄芪、茯苓、熟地、五味子、紫菀、桑白皮、甘草。

(二)血虚

(1)临床表现:四肢痿弱不用,麻木不仁,肌肉瘦削,心悸怔忡,体倦乏力,纳差食少,健忘,失眠多梦,面色无华,舌质淡,苔白薄,脉细或结代。

(2)治法:补脾养血。

(3)常用方:归脾汤(《济生方》)加减。

(4)组成:人参、黄芪、白术、甘草、生姜、大枣、当归、茯苓、酸枣仁、龙眼肉、远志、木香。

(三)阴虚

(1)临床表现:四肢痿弱无力,肌肉瘦削,皮肤干燥,或伴干咳,咽燥,甚或失音,口干唇燥,不思饮食,烦躁,潮热盗汗,面色潮红,大便燥结,舌红少津,脉细数。

(2)治法:滋肾润肺,养阴和胃。

(3)常用方:沙参麦冬汤(《温病条辨》)合益胃汤(《温病条辨》)加减,或左归丸(《景岳全书》)加减。

(4)组成:沙参、麦冬、玉竹、桑叶、天花粉、生扁豆、生地黄、冰糖、甘草。

(四)阳虚

(1)临床表现:肢体痿弱不用,或四肢痿废,大骨枯槁,大肉陷下,面色萎黄,食少,形寒,神倦乏力,少气懒言,阳痿遗精,多尿或不禁,大便溏泻或五更泄泻,舌质淡胖,有齿痕,苔白,脉沉迟或沉弱。

(2)治法:温补肾阳。

(3)常用方:附子理中丸(《太平惠民和剂局方》)合右归丸(《景岳全书》)加减。

(4)组成:炮附子、人参、白术、炮姜、熟地黄、山药、山萸肉、枸杞子、杜仲、菟丝子、肉桂、当归、鹿角胶、炙甘草。

十、疗效评定标准

(一)治愈

肢体活动正常,肌肉丰满,神经系统及实验室检查正常。

(二)好转

肢体痿弱好转,症状改善,神经系统及实验室检查基本正常。

(三)未愈

肢体痿软无改善。

十一、预后与转归

痿病的预后与病因、病程有关。外邪致痿,务必及时救治,免成痼疾。多数早期急性病例,病情轻浅,治疗效果较好,功能较易恢复,此类患者多数可完全恢复或仅遗留轻微的运动、感觉障碍;内伤致痿或慢性病例,病势缠绵,渐至于百节缓纵不收,脏气损伤较重,大多沉疴难治而留有明显的病残后遗症,甚至因并发呼吸麻痹、肺部感染及心力衰竭而预后不良。

第四章

失　眠

失眠，即不寐，亦称"不得眠""目不瞑"，是指因外感或内伤导致的脏腑功能紊乱，阴阳失调而发生的以入睡困难，或维持睡眠障碍（易醒、早醒和再入睡困难）为主要表现，最终导致睡眠时间减少或质量下降，不能满足身体生理需要，明显影响日间社会功能和生活质量为特征的一种病证。多因感受外邪，饮食不节，情志失常，年老体弱，久病耗损，禀赋不足等导致的阴血不足、不能摄纳阳气，阳气外溢；或因邪扰，阳盛不得入阴，而致阳盛阴衰，阴阳失调，营卫失和，神不归舍引起。其病位在心，与肝、脾、肾密切相关。其病机变化有虚有实，有寒有热，涉及气血阴阳。不寐的症状不一，轻则主要表现为入睡困难、睡眠不深、时寐时醒、易惊醒、自觉多梦、早醒、醒后不易入睡、醒后感到疲乏或缺乏清醒感、白天思睡；重则彻夜不寐。

失眠是临床一种常见的症状，绝大多数人都曾有过失眠的经历，失眠在人群中的发病率每年在 30％～35％。2006 年中国城市失眠调查显示，在过去12个月，我国成年人失眠者平均水平高达 57％，其中广州以 68％的失眠率高居榜首，其次是北京、上海。失眠已经不仅是世界性普遍存在的健康问题，而且是危害社会的公共卫生问题，但尚未引起民众和医生的足够重视，大多数患者未能得到合理诊治，临床现况为"一高三低一大"，即患病率高、就诊率低、确诊率低、治疗有效率低、危害性大。

中医药治疗失眠有其明显优势，以辨证遣方用药治疗为主，还可配合针灸、推拿、按摩、饮食、运动、心理调护等综合方法。中医治疗的总则为补虚泻实，调整阴阳，佐以安神。在具体运用上或标本兼治，或以治标为主，或以固本为主。失眠实证以祛邪安神为主，具体的治法包括疏肝泻热，清心安神；滋阴降火、养心安神；化痰清热、和中安神等；失眠虚证以扶正安神为主，具体的治法包括补养心脾,益气生血;益气镇惊,安神定志;补血养血,敛肝宁心;益气养阴,宁心安神等。

西医学对失眠的描述有:失眠、失眠症和失眠综合征。中医的失眠多相当于西医的失眠症,而其他疾病出现以失眠为主要表现的均可参照本篇辨证论治。

一、诊断标准

参照人民卫生出版社田德禄主编的《中医内科学》中关于失眠的诊断标准。

(1)以不寐为主症,轻者入寐困难或寐而易醒,醒后不寐,重者彻夜难寐。

(2)常伴有心悸、头晕、健忘、多梦、心烦等症。

(3)经各系统和实验室检查未发现躯体疾病。

二、鉴别诊断

(一)脏躁

失眠者的难以入睡与脏躁严重者的难以入睡很相似。但失眠以彻夜难睡或自觉不易入睡为主,心烦不安多为兼症;脏躁以烦躁不安,哭笑无常为主症,睡眠不安为兼症。失眠多因外感病邪、内伤阴血不足、脑失所养、心肾不交等所致;而脏躁多有精神因素,为忧愁思虑过度,情绪抑郁,积久伤心,脑神失养,或产后亡血伤精,心脾阴亏,上扰脑神所致。

(二)烦躁

二者均有烦躁和失眠,也可有同样的病因,失眠所兼的烦躁常发生在失眠以后;而烦躁所伴见的失眠,多是先有烦躁,而后失眠。

(三)郁病

郁病为情志抑郁之病证。临床表现可见精神恍惚,精神不振,多疑善虑,失眠多梦,久则神思不敏,遇事善忘,神情呆滞。失眠在郁病中是兼症,病情表现比较轻。而失眠症则以失眠为主症,其他症状多是继发症状。

三、证候诊断

(一)实证失眠

病程短,起病急,失眠症状相对较重。总因火邪扰心,心神不安所致。

1.肝郁化火证

少寐易醒,恶梦纷纭,甚则彻夜难眠,性情急躁易怒,不思饮食,口渴喜饮,口舌生疮,目赤口苦,小便黄赤,大便秘结,胁肋胀痛,女子可见月经不调。

2.痰火内扰证

胸闷脘痞,心烦不眠,甚至彻夜不眠伴泛呕嗳气,头重目眩,心烦口苦,痰多,或大便秘结,舌红、苔黄腻,脉滑数。

3.血瘀内阻证

夜寐不安,烦躁,身有痛处,痛有定处,固定不移,面色黧黑,皮肤干燥,肌肤甲错,毛发不荣,舌黯,有瘀斑瘀点,苔薄白,舌下络脉青紫,脉弦涩。

(二)虚证失眠

病程长,起病缓慢,多失眠症状相对较轻。总因心脾肝肾功能失调,心失所养所致。

1.心脾两虚证

多梦易醒,心悸健忘,神思恍惚,面色少华,头晕目眩,肢倦神疲,饮食无味、面色少华,或脘闷纳呆。

2.心肾不交证

心烦不寐,心悸不安,头晕,耳鸣健忘,腰酸梦遗,五心烦热,口干津少。

3.心胆气虚证

心烦不眠,多梦,易惊易醒,胆怯,心悸,遇事善惊,气短倦怠,小便清长。

四、病因

情志所伤,饮食不节,劳倦失度,体质虚弱等都能引起阴阳失交,阳不入阴,而形成不寐。其中情志因素导致失眠在当今社会占首位。

(一)情志所伤

暴怒伤肝、思虑伤脾、惊恐胆怯、过喜则心气涣散,情志过极可损伤其所属之脏,各脏腑之间又可相互影响,致心神被扰或心神失养而不寐。其中以暴怒伤肝、肝失疏泄、郁而化火、扰乱心神,导致不寐最常见。此外,若过度思虑则伤脾,导致脾失运化,气血生化无源,气血不足,心神失养,神不守舍出现不寐。而小儿、老年及体弱之人,突逢惊吓,胆气虚弱而少阳之气难于生发,也可使气机不利而致肝郁脾虚,使痰浊内生,扰动心神出现不寐。气有余便是火,五志过极,日久化火,心火炽盛,扰乱神明,神无所安,且火热耗伤阴精,阴不敛阳,亦可发为不寐。

(二)饮食不节

脾主运化,其气宜升,胃主受纳,其气宜降,嗜食肥甘厚味、过食生冷、饥饱无度均可损伤脾胃,脾失健运,清气不升,清窍失养,则心神不安;胃失和降,宿食停滞,积湿生痰,痰浊上扰心神则发不寐。

(三)劳倦失度

劳倦过度,暗耗心血,心失所养,神不守舍出现不寐。且劳倦日久亦可损伤肝肾之精,水不制火,虚火上炎扰心亦致不寐。劳倦亦可伤脾,脾不升清,痰浊内生则扰心不寐。

(四)久病、年老或素体体虚

肾主骨生髓,脑为髓海,需要肾精的滋润和濡养。若肾精充盛,则五脏六腑之精亦盛,髓海有余,神有所养则夜寐安宁。若素体虚弱、年老体衰或久病后正气虚衰,则肾精亏虚,使得五脏之精衰少,髓海不足则神明失养,夜寐不安。肾精不足,无以养阴,肾水不足,不能上滋心火,导致心火偏亢的心肾不交引发的不寐。

五、病机

(一)发病

无明显季节性,男女均可发病,见于各种年龄,其中老年人居多。起病或慢或急,亦可慢性起病,可急性发作;严重者可出现全身多系统症状,引起严重的情志异常和心理障碍,需加以重视。

(二)病位

主要位于心,与肝、脾、肾密切相关。实证、热证多与肝胃有关:胃失和降,食积化热,痰浊内生;肝失疏泄,肝气上逆,肝郁化火。而久病体弱,劳倦过度,当责之于脾、肾二脏。另外,不寐与阴阳的关系也很密切,各种原因造成的阴阳失衡,阳不入阴,阴不敛阳皆可致不寐。

(三)病性

有虚、实之分。失眠因脾胃虚弱,肾精亏虚使气血不足,心失所养而发失眠。实者以痰热、内火、瘀血、肝郁、水湿等标邪引起失眠的形成和症状的发展与转化。本虚可生标实,标实日久亦可导致和加重本虚。临床多见虚实夹杂,本虚标实证。

(四)病势

初起多为实证,或虚实兼夹。多因情志刺激等因素突发不寐,病情发展,正气虚弱,邪气旺盛,即为本虚标实证。失眠日久,气虚无力,肾阳亏损,阴液不足,血亏津虚,阴阳俱损,乃为真虚之证,此时可见睡眠规律紊乱,白日欲卧,卧而欲睡,眠而不实,时寐时醒,真虚假实证。也有年老体衰或久病体弱、素体禀赋不足之人初起即为虚证,多慢性起病、病势较缓,不为患者重视,随后日渐加重。

(五)病机转化

因情志所伤,肝失条达,气郁不舒,郁而化火,扰动心神,神不安宁以致不寐。肝郁日久,木旺乘土,脾胃损伤,痰浊内生,痰火相并,亦可扰动心神。肝火独亢,灼伤阴血,可进一步导致心阴暗耗、肾阴不足,不能上奉于心,水不济火,心火亢盛,热扰神明,因而不寐。素体虚弱或久病之人,或五志过极,或为饮食不节,肠胃受伤,宿食停滞,酿为痰热,壅遏于中,痰热上扰,胃气不和,以致不得安寐。五脏之间皆可相互转化,一脏损伤,日久可连及他脏。起病时或实或虚,日久实邪可损伤正气,导致本虚;亦可因虚起病,脏腑功能失常,气血不畅,因虚致实,最终可出现虚实夹杂证候。

(六)证类病机

1.肝郁化火证

若情志不畅,忧愁恼怒,气郁不畅,肝失条达,气机阻塞,气郁日久化火,心肝火旺,扰动心神,发为不寐。肝气不舒,故见胸胁满闷,脘腹胀痛;肝郁化火,肝火乘胃,胃热则口渴喜饮。肝火偏旺,则急躁易怒。火热上扰,故目赤口苦。小便黄赤、大便秘结、舌红、苔黄、脉弦而数,均为热象。火热容易炼液成痰,或进一步可伤津耗气,损伤阴血,故可并见痰火、气虚、血虚、阴虚之证。

2.痰火内扰证

多因饮食不节,损伤脾胃,或情志不遂,肝气郁结,横克脾土,脾胃虚弱,水湿运化失司,痰浊中阻,浊邪蕴而化热,可致痰火扰心,而成失眠;或五志化火,火热容易炼液成痰,痰火并见,亦可扰乱心神,神不守舍而致失眠。中焦气机不畅,故见胸闷呕恶,纳呆,脘腹痞满,舌苔厚腻,脉滑。痰火扰心,心烦失眠,舌苔黄腻,脉滑数。该证多并见火热、痰浊、气虚之证。

3.心肾不交证

肝郁日久,郁而化火,肝火灼伤阴血,心血暗耗、肾阴耗伤,不能上奉于心,水不济火,则心阳独亢,心火内炽,不能下交于肾,心肾失交,心火亢盛,热扰神明,神志不宁,因而不寐。心火独亢,心烦不寐,心悸不安;阴液不能上乘,则口干少津;肾阴不足,故见潮热盗汗,腰膝酸软,眩晕耳鸣;舌红苔少,脉细小数均为阴虚火热之征。

4.心脾两虚证

久病损伤脾胃,气血生化乏源,或妇女产后,或大失血者,心主血,脾统血,为化生之源,心脾亏虚,阴血化生乏源,或大量丢失,血不养心,神不守舍,故多梦易惊、健忘心悸。气血亏虚,不能上奉于脑,清阳不升,则头晕目眩。血虚不能上荣于面,故面色少华、舌色淡。脾失健运,则饮食无味。血少气虚,故精神不振、四肢倦怠、脉细弱。

5.心胆气虚证

积劳、病后、过喜、误汗等耗散心气;或小儿、老年及体弱之人,突逢惊吓,胆气外泄,而致心胆气虚可使心神失养、无以安神故不寐。心气不足,心神失养故见心烦不眠,心悸多梦,气短倦怠,小便清长,舌淡,脉弦细。胆虚气怯,决断无权。故易惊易醒,胆怯,遇事善惊易怒。气短倦怠、小便清长均为气虚之象。本证日久血行不畅或耗伤正气,可合并血瘀之证。

6.血瘀内阻证

情志不舒,肝气久郁,气滞不行以致血运障碍,可见瘀血内停;或久病气虚,运血无力,逐渐形成血瘀之证。瘀血内停,可见失眠伴腹痛,痛有定处,固定不移。或可见舌质淡黯或见紫斑,脉沉涩等血瘀之征。

六、辨证思路

(一)明辨病因、详问病史

若因为出差、旅游、生活环境、一过性的情绪改变而偶然发生失眠,一般不诊断为疾病,对症处理即可;失眠每周至少发生 3 次,持续 1 个月以上,并明显影响次日的精神状态,引起显著的苦恼,或精神障碍等症状才有临床意义。同时,要详细询问患者的睡眠过程中不顺利的状况。了解失眠时入睡困难、睡时多梦、眠浅易醒、醒后不易再睡、时寐时醒或彻夜不眠等多种情况具备哪几种;是否伴随盗汗、夜尿增多或其他躯体部位的不适等症状;并详细询问每次入睡需要多少时间,最长失眠时间,夜间醒来次数,失眠的频率,有无服用催眠类药物及其他精神类药物,有无基础病症等。若入睡困难、睡时躁扰不安或彻夜不眠多为实邪扰心不寐。若时寐时醒、寐而易惊、伴乏力、汗出,则多为本虚,心神失养不寐。

(二)辨别病位

失眠主病位在心,涉及肝、脾、肾等。分析病位应从发病原因,伴随症状,舌苔脉象等多方面入手。如情志所伤,伴见胸胁胀满,情志不畅,心烦易怒,脉象见弦,其病位在肝;饮食失节,伴有纳呆食少,嗳腐吞酸者,其病位在脾胃;年老体虚之人,兼见腰膝酸软、头晕耳鸣等症者,其病位在肾。临床上只有认清病位,并根据脏腑功能与特性遣方用药,才能取得较好的疗效。

(三)辨析病性

失眠的病性应根据邪气有余和正气不足的侧重不同分为实证失眠与虚证失眠两类。实证失眠是以病理产物等实邪扰动心神为主要病机引起的一类病证,情志不遂引起的气郁、饮食不节所致的食积、病理代谢产物的痰浊、瘀血等均能导致失眠,总以痰湿、火热、瘀血、气郁常见;虚证失眠者,以正气不足、气血阴阳的虚衰而致心神失养所致的不寐,以气虚、血虚、阴虚多见。临证多虚实夹杂,或以实证为主,或以虚证为主,而实证失眠和虚证失眠并不能截然分开,常常交织存在,如阴虚就常与内火并存,脾胃不和常并生痰热,虚实之间还可相互转化,因实致虚,因虚致实,故临证时,应详加辨析。

七、分证论治

(一)肝郁化火

1.症舌脉

少寐易醒,恶梦纷纭,甚则彻夜难眠,性情急躁易怒,不思饮食,口渴喜饮,口舌生疮,目赤口苦,小便黄赤,大便秘结,胁肋胀痛,女子可见月经不调,舌红、苔黄,脉弦数。

2.病机分析

肝为刚脏,禀春木之行,性喜条达。本证多因恼怒伤肝,肝失条达,气机郁滞,肝脉布于胸胁,经脉气滞而胁肋胀痛。肝郁日久,气郁化火,循经上炎,扰乱神明,心神不安则少寐易醒,恶梦纷纭,甚则彻夜难眠。肝气犯胃,胃失受纳,则不思饮食。肝火乘胃,胃热则口渴喜饮。肝火偏旺,则急躁易怒。火热上扰,故目赤口苦。小便黄赤、大便秘结、舌红、苔黄、脉弦而数,均为一派火热之象。

3.治法

疏肝泻热,佐以安神。

4.方药运用

(1)常用方:龙胆泻肝汤(《兰室秘藏》)加减。

(2)组成:龙胆草、黄芩、栀子、泽泻、通草、柴胡、车前子(包煎)、生地黄、当归。

(3)加减:肝胆实火,肝火上炎之重症,可见彻夜不寐,头痛欲裂,头晕目眩,大便秘结者,可改服当归龙荟丸以清泻肝胆实火;若肝火旺盛,损及阴血,可见双目干涩、爪甲不荣,女子月经不调或闭经,可加白芍、酸枣仁、山萸肉以敛肝阳、补阴血;若肝火炽盛、血随气涌,而见目赤、面红、鼻衄等,可加牛膝引血下行;若肝盛乘脾,见纳呆腹胀,可加白术、焦三仙、枳壳。

(4)常用中成药:①丹栀逍遥散,每次1袋,每天1~2次。疏肝清热,健脾和血调经。适用于肝郁脾虚化火生热之不寐。②柴胡疏肝散,每次1袋,每天1~2次。疏肝理气,和血止痛。适用于肝气郁结,气血瘀滞引起的不寐。

5.针灸运用

(1)主穴:水沟、太冲、合谷、三阴交。

(2)配穴:肝俞、心俞、安眠、足三里。

(3)手法:用25mm毫针向上斜刺入水沟,行捻转手法,直到患者有强烈酸胀感、目中流泪为止;太冲、合谷、肝俞、心俞用捻转泻法;三阴交平补平泻;安眠、足三里补法。留针30分钟,10分钟行针1次。治疗每天1次,治疗10次为1疗程。肝火盛者可行刺络放血。

6.临证参考

在治疗肝郁化火的失眠时,不宜一味疏肝泻火药物,因肝藏血,体阴而用阳,不滋养阴血,阳无以制,火无以息,因此疏肝泻热、养血安神为治疗该类失眠之大法。临床治以清肝、舒肝、柔肝为主。清肝泄火宁神,以苦寒酸凉之品如栀子、黄芩、连翘、夏枯草以清肝阳、清肝火;疏肝以调畅气机为主,用药轻宣透达,以顺肝疏达之性,常用柴胡、郁金、香附、木香、苏梗、合欢皮疏肝理气,解郁安神;柔肝以滋肝阴养肝血而敛肝阳,可选用生地黄、熟地黄、百合、白芍、何首乌、山茱萸、沙参、麦冬。

此外,治疗该证大都属苦寒泻火的峻猛之剂,因此必须辨证无误方可大胆应用。但热势去后,应及时调整治法方药,切忌用药过当,伤及正气。临床上除急性起病外,此种单纯大实大热者少见,多与其他证候兼夹出现,甚至有些是实中有虚,虚中夹实的虚实夹杂证,临证时应详加辨析,并根据正邪消长,孰多孰少,随时确立相应的治则治法。对肝郁化火之失眠,必须配合心理疏导,使患者解除心理障碍,对疾病的治疗大有益处。

(二)痰火内扰

1.症舌脉

心烦不寐,甚彻夜不眠,胸闷脘痞,泛呕嗳气,头重目眩,痰多,或大便秘结,苔黄腻,脉滑数。

2.病机分析

本证多因脾胃不和,水湿运化失司或饮食不节,宿食停滞,积湿生痰,因痰生热,痰热上扰则心烦不寐。因宿食痰湿壅遏于中,故而胸闷脘痞。清阳被蒙,故头重目眩。痰食停滞则气机不畅,胃失和降,故见嗳气或呕恶痰多。苔腻而黄、脉滑数,均为痰热、宿食内停之证。

3.治法

化痰清热、和中安神。

4.方药运用

(1)常用方:温胆汤(《备急千金要方》)加减。

(2)组成:半夏、橘皮、竹茹、枳实、黄连、生姜、全瓜蒌、甘草。

(3)加减:心悸惊惕不安者,可加重镇安神剂,如朱砂、琥珀以镇惊定志;若痰热盛,痰火上扰心神,彻夜不眠,大便秘结者,可改用礞石滚痰丸,以泻火逐痰,方中煅青礞石为君,取其燥悍重坠之性,攻坠痰邪,使木平气下,痰积通利,臣以大黄之苦寒,荡涤邪热,开痰火下行之路,佐黄连苦寒泻火,专清中焦之热,复以沉香降逆下气,亦为治痰必先顺气之理,痰火去,心神得安;若宿食积滞较甚,见有嗳腐吞酸,脘腹胀痛,可用保和丸消导和中安神;若邪滞日久,而致脾胃虚弱,本虚标实,攻逐痰邪应与健脾和胃并行,加白术、炒薏苡仁、茯苓、黄芪等,也可配合选用参苓白术散、二陈汤等,健脾化痰祛湿。

(4)常用中成药:牛黄清心丸,每次1丸,每天1~2次。清心化痰安神。适用于痰郁热结之不寐。

5.针灸运用

(1)主穴:申脉、照海、丰隆、中脘。

(2)配穴:脾俞、心俞、内关、足三里、三阴交。

(3)手法:申脉、丰隆捻转泻法;照海补法;脾俞、心俞、内关、足三里、三阴交、中脘平补平泻。留针30分钟,10分钟行针1次。治疗每天1次,治疗10次为1疗程。一般3个疗程。

6.临证参考

该型失眠症在临床上要辨清正虚邪实孰轻孰重,热重痰阻孰多孰少,是否伴有其他兼夹证,宜在温胆汤基础方上酌情配伍健脾、和胃、消食、导滞、逐痰、清热等不同用药,不寐缓解后常需补益脾胃、和中安神,以巩固疗效。

(三)心肾不交

1.症舌脉

心烦不寐,心悸不安,头晕,耳鸣健忘,腰酸梦遗,五心烦热,口干津少,舌红少苔,脉细数。

2.病机分析

肾阴不足,肾水不能上济心火,而导致心肾失交。心火独亢于上,君火上炎,扰动神明,神不守舍而致心烦失眠,心悸不安。肾精亏耗,髓海空虚,故头晕、耳鸣、健忘。腰府失养,则腰痛。心肾不交,精关不固,故梦遗。口干津少、五心烦热、舌红、脉弦细,均为阴虚火旺之象。

3.治法

滋阴降火、养心安神。

4.方药运用

(1)常用方:黄连阿胶汤(《伤寒论》)加减。

(2)组成:黄连、黄芩、白芍、鸡子黄、阿胶(烊化)。

(3)加减:面热微红、眩晕耳鸣者,可加牡蛎、龟甲、磁石等以重镇潜阳,使阳升得平,阳入于阴,即可入寐;心烦重者,可加栀子、淡豆豉以清心除烦;肾水不足、腰酸梦遗、盗汗明显者,可用左归丸以滋肾水。

黄连阿胶汤重在滋阴清火,适用于阴虚火旺及热病后之心烦失眠;朱砂安神丸重在重镇安神,适用于心火亢盛、阴血不足证;天王补心丹重在滋阴养血,可用于阴虚而火不太旺者。三方可于临床中随证选用。

(4)常用中成药:天王补心丹,每次 1 丸,每天 1～2 次。滋阴清热,补心安神。适用于治疗心肾不足、阴亏血少所致的虚烦不寐。

5.针灸运用

(1)主穴:太溪、神门、百会、阴陵泉。

(2)配穴:肾俞、心俞、内关、足三里、三阴交。

(2)手法:神门捻转泻法;太溪、阴陵泉、三阴交补法;肾俞、心俞、内关、足三里、百会平补平泻。留针 30 分钟,10 分钟行针 1 次。治疗每天 1 次,治疗 10 次为 1 疗程。

6.临证参考

临证多见于不寐日久之人或年老体弱患者。不寐严重时多以清心凉血安神为主,药用甘寒之品,泻火而不伤阴;阴虚明显时,以滋补肾阴为主,滋阴以降火,忌用温补助火。不寐缓解后,还应继续服用六味地黄丸等滋补肝肾之品,以巩固疗效。

(四)心脾两虚

1.症舌脉

多梦易醒,心悸健忘,神思恍惚,面色少华,头晕目眩,肢倦神疲,饮食无味、面色少华,或脘闷纳呆,舌淡、苔薄白或滑腻,脉细弱或濡滑。

2.病机分析

心主血,脾为生血之源,心脾亏虚,血不养心,神不守舍,故多梦易惊、健忘心悸。气血亏虚,不能上奉于脑,清阳不升,则头晕目眩。血虚不能上荣于面,故面色少华、舌色淡。脾失健运,则饮食无味。生化之源不足,血少气虚,故精神不振、四肢倦怠、苔薄白、脉细弱。若脾虚湿盛,脾阳失运,痰湿内生,则脘闷纳呆,苔滑腻,脉濡滑。

3.治法

补养心脾,益气生血。

4.方药运用

(1)常用方:归脾汤(《济生方》)加减。

(2)组成:人参、远志、龙眼肉、白术、黄芪、茯神、酸枣仁、木香、当归、生姜、大枣、炙甘草。

(3)加减:如不寐较重,可酌加养心安神药,如夜交藤、合欢花、柏子仁;若脾失健运,痰湿内阻,而见脘闷纳呆,苔滑腻,脉濡滑者,加陈皮、半夏、茯苓、肉桂等,温运脾阳而化痰湿;如纳差严重者,可加焦三仙、鸡内金、枳壳等。

(4)常用中成药:人参归脾丸,每次 1 丸,每天 1～2 次。

(5)功能:益气健脾,养血安神。适用于心脾两虚的不寐。

5.针灸运用

(1)主穴:脾俞、心俞、内关、百会、阴陵泉。

(2)配穴:足三里、三阴交。

(3)手法:脾俞、心俞、内关、百会、阴陵泉补法;足三里、三阴交平补平泻,也可用温针灸。留针 30 分钟,10 分钟行针 1 次。治疗每天 1 次,治疗10 次为 1 疗程。

6.临证参考

该型为临床长期慢性失眠患者的常见证型,一般多见于久病或年老之人,失眠往往并不严重,而常以多梦易醒、健忘乏力为主要表现,治疗取效较慢,且容易反复发作,故治疗时间常需月余以上,并需注意良好睡眠习惯的培养,愉悦情志,适度劳其筋骨。

(五)心胆气虚

1.症舌脉

心烦不眠,多梦,易惊易醒,胆怯,心悸,遇事善惊,气短倦怠,小便清长,舌淡,脉弦细。

2.病机分析

胆属木,为清净之府、决断之官,若胆虚气怯,决断无权。遇事易受惊恐,引动心神而致使不寐,心虚则心神不安,胆虚则善惊易怒,故多梦易醒、心悸善惊。气短倦怠、小便清长均为气虚之象;舌色淡、脉弦细,均为气血不足的表现。

3.治法

益气镇惊,安神定志。

4.方药运用

(1)常用方:安神定志丸(《医学心悟》)加减。

(2)组成:茯苓、茯神、远志、人参、石菖蒲、龙齿。

(3)加减:若虚烦不寐,形体消瘦,为气血不足,可合用归脾汤,以益气养血、安神镇静;若阴血偏虚则虚烦不寐,失眠心悸,虚烦不安,头晕目眩,口干咽燥,舌质红、脉弦细,宜合用酸枣仁汤;若夜间易惊醒,可加珍珠母、煅牡蛎,并加重龙齿用量。

(4)常用中成药:①柏子养心丸,每次 1 丸,每天 1～2 次。补气,养血,安神。适用于心气虚寒之失眠多梦,伴心悸易惊,健忘。②七叶神安片,每次 1～2 片,每天 3 次。益气安神,活血止痛。用于心气不足的失眠。

5.针灸运用

(1)主穴:肾俞、胆俞、心俞、魄户、志室、阳陵泉、阴陵泉。

(2)配穴:四神聪、内关、足三里、三阴交。

(3)手法:肾俞、胆俞、心俞、魄户、志室补法;四神聪、内关、足三里、三阴交平补平泻,阳陵泉、阴陵泉透刺。留针 30 分钟,10 分钟行针 1 次。治疗每天 1 次,治疗 10 次为 1 疗程。

6.临证参考

本证治疗除给予必要的药物外,更重要的是做好患者的思想工作,给予必要的心理疏导与安慰,调动其主观能动性,使患者消除顾虑,精神愉快,同时合理安排生活,加强身体锻炼,适当参加体力劳动,避免情绪激动,睡前不吸烟、不饮酒和浓茶等,这样才能有效地防治本病。此型初起应详问病因,有针对性地给予心理辅导。并且在安神定志基础上酌情配合使用疏肝健脾等药物。

(六)血瘀内阻

1.症舌脉

夜寐不安,烦躁,身有痛处,痛有定处,固定不移,面色黧黑,皮肤干燥,肌肤甲错,毛发不荣,舌黯,有瘀斑瘀点,苔薄白,舌下络脉青紫,脉弦涩。

2.病机分析

情志不舒,肝气久郁,气滞不行以致血运障碍,可见瘀血内停;或久病气虚,运血无力,逐渐形成血瘀之证;或跌仆损伤脉络,血溢脉外,日久成瘀。瘀血阻滞脉络,新血不生,气血不畅,心神失养而见不寐,瘀血日久,与痰互结,扰动心神,可加重不寐,并见烦躁。瘀血内停,可见失眠伴腹痛,痛有定处,固定不移。或可见舌质淡黯或见紫斑,脉沉涩等血瘀之征。

3.治法

活血化瘀,宁心安神。

4.方药运用

(1)常用方:血府逐瘀汤(《医林改错》)加减。

(2)组成:桃仁、红花、生地黄、当归、白芍、川芎、牛膝、柴胡、枳壳、桔梗。

(3)加减:若舌苔白腻,为痰瘀互结,宜加涤痰汤等化瘀涤痰,或加胆星、瓜蒌、陈皮等化痰。若舌苔黄腻,为痰瘀互结,可合温胆汤。

(4)常用中成药:丹参膏,每次9 g,每天2次。主要成分为丹参,功效活血安神,适用于血瘀之不寐。

5.针灸运用

(1)主穴:太溪、血海、四神聪、内关。

(2)配穴:肝俞、脾俞、心俞、三阴交。

(3)手法:脾俞、心俞、足三里补法;血海、四神聪、内关平补平泻,太溪、肝俞泻法。留针30分钟,10分钟行针1次。治疗每天1次,治疗10次为1疗程。

也可取后颈、骶部、风池、内关、神门、三阴交、乳突区、阳性反应区以梅花针叩刺出血,以患者耐受为度。

6.临证参考

该证常见于因跌仆损伤或交通事故所致的脑外伤后不寐,也可见于久病之人。一般随年龄的增长,老年人在不同程度上存在血瘀证,血瘀则脉络不畅,清窍失养,故不寐。而痰湿与瘀血胶着互结,交互为患,可使症情进一步加重。因此,临床上治疗瘀血证应密切注意观察患者的舌苔变化,仔细辨证,加入化痰逐湿及清化热痰等药物配合治疗。

八、其他中医疗法

(一)耳针疗法

常用穴位有神门、交感、心、脑、肝、脾、皮质。每次取3~4穴,中等刺激,每天 1 次,两耳交替进行。在以上穴位可用埋针或压穴的方法治疗,每次选一侧耳部,隔天改换另一侧,每天按压 10 次,每次 3 分钟。或以王不留行籽外用胶布贴敷于穴位之上,每天按压揉搓至发热为度。

(二)拔罐法

患者取伏卧位,在背俞穴上分别闪罐 3～5 次,并沿督脉大椎穴向下走罐至腰骶部,上下往返数次,直至皮肤潮红或轻度充血。再按同法,从上至下在督脉两侧夹脊与背部两侧膀胱经处走罐。最后可在心俞、脾俞、肝俞等穴位留罐 5～10 分钟,隔天 1 次。下午治疗效果最好。

(三)穴位注射法

患者坐位,选择穴位可两组配合交替选用:①神门、安眠、心俞、膈俞;②内关、三阴交、肝俞、脾俞。穴周严格消毒后,用一次性容量 10 mL 注射器抽取丹参注射液在上述注射点注射,局部出现酸、麻、胀或放射感后,回抽,如无回血则可缓慢注入丹参注射液,每穴注射 1 mL。每睡前 1 次,10 次为 1 疗程,间隔 2 天,共治疗 2 个疗程。也可根据辨证选用不同的药物注射液,如黄芪注射液、生脉注射液等。但一定要提纯彻底,以免发生过敏反应。

(四)中药熏蒸法

可根据证型选用不同方药,加入头罩焗油机或专业的熏蒸仪器中进行熏蒸,每天 1 次。7 次为 1 疗程,持续 2 个疗程以上。

(五)中药浸泡加足底按摩法

中药浸泡加足部按摩法是一种简便易行,效果显著,无毒副作用的防病、治病的方法,尤其是对中、老年人的自我保健更有其现实意义。取中草药毛冬青30 g,威灵仙 30 g,鸡血藤 30 g 等,加水 5L 煎煮约 1 小时,滤出中药渣,当中药凉到可以放入脚时,令患者伸入双脚,浸泡约 15 分钟。取出双脚用毛巾擦干,在将要按摩的反射区内均匀地涂上按摩膏。按摩顺序:采用全足按摩法,一般先从左脚开始,按摩 3 遍肾、输尿管、膀胱 3 个反射区后,按脚底-脚内侧-脚外侧-足背的顺序进行,结束时再将肾、输尿管、膀胱 3 个反射区按摩 3 遍,然后再按上述次序按摩右脚。同时按照"实则泻之,虚则补之"的原则,对实证及体质较好的患者采用较强的刺激手法,对虚证及年老体弱的患者用弱刺激手法,同时按摩的时间稍延长,使患者的内部功能逐渐恢复。每次按摩的时间 30～40 分钟,每天 1 次。1 周后改为隔天 1 次或每周 2 次,10 次为 1 疗程。

(六)推拿疗法

1.头部及颈部

(1)常用穴:印堂、神庭、睛明、攒竹、太阳、角孙、风池、肩井。

(2)手法:一指禅、推法、揉法、抹法、按法、拿法、扫散法。

(3)操作:①患者坐位,用一指禅推法或揉法,自印堂开始向上至神庭,往返5～6次;再从印堂向两侧沿眉弓至太阳穴,往返5～6次;然后用一指禅推法沿眼眶周围推成"∞"字,往返3～4次。治疗时以印堂、神庭、睛明、攒竹、太阳为重点,力求速度均匀,力量柔和,动作富有节律性。②在印堂至神庭、印堂沿眉弓至太阳的部位用双手抹法,往返5～6次,抹时配合按揉睛明、鱼腰等。③自前额发际至后颈部用扫散法扫散头部两侧胆经,同时按揉角孙;再自头顶至后颈部用五指拿法,同时配合肩井、风池等。

2.腰背部

(1)常用穴:肺俞、心俞、肝俞、脾俞、胃俞、肾俞、命门、腰阳关。

(2)手法:推法、按法、揉法。

(3)操作:①患者俯卧位,医者在患者背腰部督脉循行部位用法施术,并同时揉背腰部膀胱经,重点在以上穴位。②按揉以上穴位,得气为宜。③用掌根推法从肩部沿脊柱从上而下推至腰骶部,反复5～6次。

3.腹部

(1)常用穴:中脘、气海、关元。

(2)手法:摩法、按法、揉法。

(3)操作:患者仰卧位,医者用手掌先顺时针方向摩腹,再逆时针方向摩腹,同时配合按揉中脘、气海、关元等穴,时间约6分钟。

(七)气功疗法

1.三线放松法

此法是沿着身体的前面、后面和侧面3条线,依次进行放松的方法。3条线的具体顺序如下。

第1条线(身体前面线):由头顶百会穴开始放松→面部放松→前颈部放松→胸部放松→腹部放松→两大腿前面放松→两小腿前面放松→两脚的脚背和脚趾放松。稍休息片刻后再重复做。

第2条线(身体后面线):头顶百会穴放松→后枕部放松→后颈部放松→背部放松→腰部放松→臀部放松→两大腿后面放松→两小腿后面放松→两脚跟及

脚心涌泉穴放松。稍休息片刻后再重复做。

第3条线(身体侧面线):头顶百会穴放松→两侧颞部放松→两侧颈部放松→两肩放松→两上臂放松→两前臂放松→两手放松,然后意松两手心劳宫穴片刻,再重复做。

2.分段放松法

头部放松→颈部放松→肩与上肢放松→胸背放松→腹腰放松→大腿放松→小腿放松→足放松。一般反复做3～5遍即可。

3.局部加强放松法

在整体放松后,通过意念的调节有侧重地放松身体的某一局部。例如:过于紧张、疼痛的部位或某一穴位,可在此局部或穴位加强放松数分钟,乃至半个小时。

4.默念词句放松法

即通过默念词句来帮助放松。通过默念良好的词句,不但可以帮助排除杂念放松入静,而且这些词句对大脑皮质还是一种良性刺激,通过第二信号系统,对操练者能起很好的心理治疗作用。默念的词句可根据具体情况有针对性地选择,如有高血压或兴奋占优势的神经官能症患者,易焦虑紧张,可以默念"松、静"或"松静好"等。默念词句一般与呼吸配合,如吸气时默念"静",呼气时默念"松",同时随意念向下放松。

九、急证处理

失眠严重者,临床可以表现为数日彻夜不眠,白天精神萎靡不振,心情极度焦虑烦躁,甚至有幻觉、错觉产生,应遵循中医急则治其标的原则,需要紧急镇静安眠治疗,以尽快保证睡眠,可以采用宁心安神中药配合西药镇静催眠药物口服或肌内注射,或用小剂量的非经典抗精神病药物治疗,严重者还可用冬眠疗法,待急症缓解后应尽快针对病因和病本进行规范治疗。对于原有心脑血管基础病变的患者,严重失眠则可能诱发急性心肌梗死、脑血管意外等,临证时应详诊,以期早期发现、早期诊断,对于出现的心脑血管意外如脑出血、心绞痛、心肌梗死等还应按相关疾病常规积极处理,但勿忘重视预防,尽量保持良好的睡眠规律。

十、变证治疗

高龄、长期失眠没有及时规范治疗,若遇有外界诱因,特别是情绪刺激可以出现失眠变证,临床常见的失眠变证主要有郁病和癫狂。

(一)郁病

若失眠日久,耗伤心肝之血,肝不能体阴而用阳,致肝气郁结,情志失于疏泄而出现心情抑郁,情绪不宁,易怒欲苦,发为郁病,以心情抑郁、情绪不宁、胸部满闷、胁肋胀痛,或易怒易哭,或咽中如有异物梗塞等症为主要临床表现的一类病证。临床参照郁病进行辨证论治。

1.肝气郁结证

治法:疏肝解郁,清肝泻火。

方药:柴胡疏肝散(《景岳全书》)合丹栀逍遥散(《古今医统大全》)加减。

2.肝郁脾虚证

治法:疏肝健脾,化痰散结。

方药:逍遥散(《太平惠民和济局方》)合半夏厚朴汤(《金匮要略》)加减。

3.肾虚肝郁证

治法:益肾调气,解郁安神。

方药:四逆散(《伤寒论》)合六味地黄丸(《小儿药证直诀》)加减。

(二)癫狂

若失治误治,忧思久郁,进一步损伤心脾,则气滞痰生,痰浊上逆,蒙蔽心窍,神志迷蒙,不能自主。临床表现为精神抑郁,表情淡漠,沉默痴呆,语无伦次,静而少动,从而转为癫证。若痰浊内阻,又肝郁化火,或心火内炽,结为痰火,痰火扰心,心窍被蒙,神志逆乱,临床表现精神亢奋,狂躁刚暴,喧扰不宁,毁物打骂,动而多怒,而发为狂证。

临证时应详细辨识,以期早期发现、早期诊断,参照癫狂进行辨证治疗,常见证型分为几下几种。

1.痰火扰心

(1)症见:起病急骤,突然狂暴无知,两目怒视,面红目赤,言语杂乱,骂詈叫号,不避亲疏,性情急躁,或毁物打人,或哭笑无常;头痛失眠,渴喜冷饮,便秘尿赤,舌质红绛,苔多黄腻,脉弦滑数。

(2)治法:镇心涤痰,泻肝清火。

(3)方药:生铁落饮(《医学心悟》)加减。

2.痰气郁结

(1)症见:精神抑郁,表情淡漠,沉默呆滞,心烦不寐;或多疑虑,喃喃自语,语无伦次;或生活懒散,不思饮食,大便溏软,舌苔白腻,或黄腻,或浊腻。脉弦滑,或滑数,或濡滑。

（2）治法：疏肝解郁，化痰开窍。

（3）方药：顺气导痰汤（《类证治裁》）加减。

十一、疗效评定标准

参照国家中医药管理局颁发的《中药新药治疗失眠的临床研究指导原则》中失眠的临床疗效评定标准。

（1）临床痊愈：睡眠时间恢复正常或夜间睡眠时间增加至 6 小时以上，睡眠深沉，醒后精神充沛。

（2）显效：睡眠明显好转，睡眠时间增加 3 个小时以上，睡眠深度增加。

（3）有效：症状减轻，睡眠时间较前增加不足 3 小时。

（4）无效：睡眠无明显改善。

十二、预后与转归

不寐之症，虚者为多，且病程较长，难以速愈。治疗不当，由虚转实或虚实夹杂。该病多因思虑劳倦，伤及心脾，化源不足，气血虚弱，心神失养而致，如加之禀赋不足，房劳过度而伤及肾精，致成心肾阴虚，水火不济而成不寐、心悸等症。因此益气养血，养阴滋肾成为治疗不寐虚证的一个重要方面。只要气血虚得养，精亏得复，则不寐自愈。虽病程较长，但预后较好。若失治误治，忧思久郁，进一步损伤心脾，虚久则气滞痰生，加之心胆气虚，痰浊上逆，蒙蔽心窍，神志迷蒙，不能自主而转为癫证；若痰浊内阻，因肝郁化火，或心火内炽，结为痰火，痰火扰心，心窍被蒙，神志逆乱，可发为狂证。

第五章

风温肺热病

风温肺热病是感受风热毒邪引起的以发热、咳嗽、胸痛、咳痰等肺系症状为主要临床特征的急性外感热病,冬春两季多发,相当于急性肺部炎性病变。古代无此病名,而有"风温""肺热"之称,近代中医将其合而为一,称为风温肺热病。一般认为,本病病因系外感风热病邪,病机为痰热瘀毒阻肺。初起即见肺卫证候,可顺传于胃,致阳明邪热炽盛;或逆传心包,扰动心神。病变过程中,常因邪热壅肺而致痰、热、咳、喘,病至后期,则多肺胃阴伤。典型患者的一般规律表现为初期(邪犯肺卫),以表证为主,伴有咳嗽、咳痰,治以解表散邪;中期(邪热由卫入气或入营血),以痰热之邪壅肺为主要病机,治以清热宣肺化痰;末期恢复期,症见余热未净、气阴两虚表现,治以养阴清肺、益气健脾。

中医在急性热病领域已经取得了很大的成绩,不论是病因病机还是诊断治疗理念都有革新。当今社会人口老龄化、免疫损害宿主增加、病原体变迁和抗生素耐药率上升,以及非典型肺炎患病率的增加,对中医既是挑战也是机会,中医在这个领域有西医无法取代的优势;在不明病原体呼吸系统急性感染时,中医能够作出更为迅速的反应,2003 年的 SARS 流行已经证明了这一点。认识新病原,摸索其病因病机等规律,进而找出有效的治疗方药与手段,不仅推动中医学的发展,更为国人乃至世界人民的健康作出更大的贡献。

风温肺热病属于中医外感热病的范畴,从临床表现来看,相当于西医的急性肺炎、支气管周围炎和急性支气管炎等急性肺部感染疾病,为临床常见病、多发病。根据肺炎感染的环境,目前将肺炎分为社区获得性肺炎(CAP)和医院获得性肺炎(HAP)。虽然抗生素已经被广泛应用,但社区获得性肺炎仍然是威胁人群健康的重要疾病,特别是由于社会人口老龄化、免疫损害宿主增加、病原体变迁和抗生素耐药率上升等,使 CAP 的治疗面临许多新问题。国际上报道医院内获得性肺炎发病率多在 0.5%～1.0% 之间,在西方国家居医院感染的第 2～4 位,ICU 内发病率为 15%～20%,其中接受机械通气患者高达 18%～60%,病死率超过 50%。我国 HAP 发病率为 1.3%～3.4%,居医院内感染第一位(占 29.5%)。因此对本病进一步研究和掌握是非常必要的。

一、诊断标准

参照国家中医药管理局发布的《中华人民共和国中医药行业标准·中医病证诊断疗效标准·中医内科病证诊断疗效标准》诊断。

(1)以身热、咳嗽、烦渴,或伴气急、胸痛为主症。

(2)病重者可见壮热,颜面潮红,烦躁不安,神昏谵语,或四肢厥冷等症。

(3)冬春两季较多。具有起病急、传变快、病程短的特点。

(4)血白细胞总数及中性粒细胞升高者,属细菌性感染;正常或偏低者以病毒性感染为主。

(5)肺部有实变体征,或可闻及干、湿性啰音。

(6)痰直接涂片或培养可以找到病原体。

(7)胸部 X 线透视或摄片,可见一侧或两侧肺叶或肺段炎性阴影。

二、鉴别诊断

(一)风热感冒

也多由风热病邪引起,临床也出现发热、咳嗽、咳痰等症状,但其病性轻,发热多不高,或不发热,汗出即热退身凉,病位一般局限在卫分,极少传变。治疗多以解表宣肺之药即可。本病则病势急骤,寒战高热,热势甚壮,汗出后亦不易迅速退热,咳嗽胸痛,头痛较剧,甚至出现神志昏迷、惊厥、谵妄等证,如治疗不当,可产生严重后果。

(二)悬饮

主要由水饮之邪引起,临床表现为胸痛并随呼吸运动加剧、咳嗽、胸闷、憋气,又因水饮郁而化热而多见发热症状,发热多为中低度热。但本病初期,胸痛多重,饮停胸胁时,喘息胸闷重。风温肺热病亦可伴悬饮,无悬饮并发时风温肺热病不会出现胸痛随呼吸运动加剧,物理学检查及超声波、胸部 X 线片可鉴别。

(三)肺痈

也为外感邪气引起,初期症状与风温肺热病相似,但其发病更急,常突然出现恶寒或寒战,高热,午后热甚,咳嗽胸痛,咯吐黏浊痰,继则咳痰增多,咳痰如脓,有腥臭味,或脓血相兼,随着脓血的大量排出,身热下降,症状减轻,病情好转,经数周逐渐恢复。如脓毒不净,则持续咳嗽,咯吐脓血臭痰,低热,盗汗,形体消瘦,转入慢性过程。风温肺热病中毒症状较轻,虽有咳痰,但痰量较其为少,脓血痰不多见,对于少数难于确诊的病例,可结合进行 X 线胸部检查。

(四)急痨

此项鉴别较为困难,因均具有发热及肺系症状,一般肺痨患者的发热午后为突出,伴盗汗等结核中毒症状,血沉加速,结核菌素试验呈强阳性,痰培养、PCR发现结核杆菌。风温肺热病起病较急,X 线病变常局限于一个肺叶或肺段,血白细胞总数及中性粒细胞增多,抗生素治疗有效。X 线胸部检查对二者的鉴别有重要意义。

(五)SARS

风温肺热病因感受风热邪气发病,冬春多见,传染性不强,群发少见,SARS为感染冠状病毒而发,无明显季节性,极易传染,常表现为接触、密切接触后群发。两者一般都有发热,但 SARS 的发热常常表现为突发的、骤然的高热(体温>38 ℃,甚或达到 39~41 ℃),而风温肺热的发热一般起势较缓,热度一般也没有那么高。风温肺热病以咳嗽和咳痰为主要见症,而 SARS 以明显呼吸窘迫为主要见症。两者都可有恶寒或寒战及胸痛等兼症,但 SARS 尚有关节及周身肌肉酸痛的典型兼症及乏力、腹泻等兼症,风温肺热病的血象增高而 SARS 往往不高甚至降低。两者的肺部影像学改变也不相同,风温肺热病的症状与影像学改变同步,而 SARS 则与之不同步,往往表现为肺部影像学改变重而症状却较轻,病情进展迅速者表现为大片状阴影,吸收消散较慢。对抗菌治疗风温肺热敏感,而 SARS 不敏感。

三、证候诊断

(一)邪在肺卫证

(1)主症:发热恶寒并见,咳嗽,白痰或无痰,口微渴,头痛,鼻塞,流涕。

(2)兼症:舌尖红,苔薄白或微黄,脉浮数。

(二)痰热壅肺证

(1)主症:发热,咳喘,咳黄痰或铁锈痰。

(2)兼症:喘促不宁,腹满便秘,舌红,苔黄或厚腻,脉滑数。

(三)热闭心营证

(1)主症:灼热夜甚,精神萎靡、嗜睡或神昏谵语,咳喘气促。

(2)兼症:口干不欲饮,心烦不寐,昼轻夜重,痰黏难咯,或斑疹,舌红绛,脉细滑数。

(四)阴竭阳脱证

(1)主症:发热骤降,大汗肢冷,面色苍白,呼吸急促或表浅,痰涎壅盛,唇甲青紫,神志恍惚,血压下降。

(2)兼症:神识淡漠,尿少而赤,或汗出如油,或二便失禁,舌红少津,紫黯无苔,脉微细欲绝或细弱而促。

(五)气阴两伤,余热未尽证

(1)主症:低热夜甚,干咳少痰,口燥咽干,五心烦热,神倦纳差。

(2)兼症:心烦不寐,舌红少苔,脉细数。

四、病因

(一)原发病因

风热病邪是引起本病不可或缺的因素。具有风邪和温热之邪的双重特点。因其风性轻扬、善行多变而易侵袭上焦肺卫头面咽喉,且在病变中传变迅速;又因其热灼津液,更易出现肺胃津伤之症。

(二)继发病因

1.热毒

热毒是风热之邪入侵体内而产生的病理产物,同时又是新的病因。热毒一方面致使热势炽张,耗气伤津;另一方面,又使病情传变异常,最易产生逆传。

2.痰热

由于风热病邪犯肺,使肺肃降宣发功能下降,津停为痰;痰一旦形成,又作为新的病因存在,痰浊化热加重发热,痰浊阻肺加重咳喘,热痰为患闭阻心包,亦可致神昏。

3.燥屎

由于热移胃肠,耗伤津液,大便不得外排而结于内。燥屎一旦形成,必然影响胃肠传导功能,重则可出现热结神昏之证。

(三)诱发因素

寒冷、饥饿、劳累、失眠、气候骤变等,皆可使人体对外界的适应力和抵抗力下降,因而是本病的诱发因素。

五、病机

(一)发病

一般感邪即发,发病急骤,但亦有少数属伏邪发病者。感受风热病邪能否发病,与机体正气之强弱密切相关,正气虚弱者每易发病。

(二)病位

以肺为最主要的病位,在不同的证类中病位中心有所不同,可牵及心、胃、大肠等,但大多与肺有关。

(三)病性

温热为主,也可有温热夹湿及湿热者。为标实证或本虚标实证,标实主要表现在邪热、痰热、热毒、瘀血、燥屎等,多出现在急性期;本虚表现为气虚、阴虚等,主要见于恢复期及体质虚弱的患者。

(四)病势

风热病邪轻扬侵上,故本病早期,病势易于侵上,尔后热势渐张,劫灼津液,则可深入肝肾。

(五)病机转化

表证期,主要是风热之邪与卫气、肺气的抗争,阴津的损伤并不严重;若所感风热之毒邪不盛,正气不衰,则可能邪不传里。反之,邪热深入,出现里证,津液亏耗渐有加重,经过正邪的剧烈抗争,出现热退正衰或正气衰败;在表里证期,主要是邪气未全入里,正气又不能达邪外出,正邪交争处于相持阶段而致表里不和;在里证期,主要是邪气深入,而正气损伤较重,正邪交争处于邪盛而正有所伤的局面。

(六)证类病机

1.热在肺卫证

风热病邪犯于表,卫气与之抗争而发热;卫阳之气不能通达于表而微恶寒;卫气被郁,开合失司而无汗或汗少不畅;风热病邪犯于肺,肺宣发功能受到影响而致咳嗽。初起时以卫表为侧重,故虽咳嗽,痰不多或咳不著;继之邪渐全归于肺,则邪蕴肺胃证类转化。

2.痰热壅肺证

由卫表受邪转来,热邪入里灼津为痰,形成痰热,或热邪入里,与宿痰相合而成。由于邪热炼津为痰而现痰黄、痰黏、痰红等表现；由于温邪内蕴、痰热内阻，影响肺络失和而致胸痛。肺与大肠相表里，痰热壅盛，热灼肠液里结，大便秘而不行，兼湿滞者大便虽稀而不爽快，邪入阳明之腑，浊气上冲而影响神明，出现谵语神昏等候。

3.热陷心包证

本病热入心包的特点是痰热病机的参与。由肺卫逆传心包者，病情更为重笃，其表现为神识昏迷、谵妄等。

4.气阴两伤证

热邪不燥胃津，必耗肾液。本病晚期患者大多出现气阴两伤之证，其病机比较明确。气虚、阴津损伤构成本病的病机。气虚可见乏力气短懒言，津伤则口干渴。病势衰而邪未除，表现为低热不退、咳嗽不愈等。

六、辨证思路

(一)抓住主诉

寒热伴有肺系症状是其最基本的特征，还具有发热急、季节性强、传变快的特点。详细了解有无感冒等病史，本病大多数患者可有感冒史，且起病大多突发寒热为先，继则咳嗽、咳痰、胸痛等。

(二)分析病位

发病时和刻下有无肺系症状及其病变程度，如素日有咳嗽病史，注意此次犯病与素日之咳喘是否一样。小儿或老人常开始出现胃肠症状，但总是与肺系有关，应仔细观察及检查。

(三)确定病性

该病多见温热、温热夹湿、湿热 3 种，其中又以温热为多，根据患者临床表现定其病性。

(四)确定病情轻重及所处的阶段

确定病情轻重及所处的阶段，从而了解其转归。辨风温病的特点要特别重视热和痰。内伤杂病中痰白为寒，风热病早期痰白也可按热论治，若痰呈脓样而黄则为肺热的重要依据。银翘散、桑菊饮、麻杏石甘汤、千金苇茎汤等方常为临床所选用。

风温肺热病的治疗大法是清肃肺卫、透邪外达。这是基于风温肺热病的病因病机来考虑的。针对其风热病邪风热之性而用清法；针对其病位而来降肺胃；

针对其病邪的深入而透邪外达；这一基本原则贯穿于风温肺热病的治疗始终。通里化痰诸法均为恢复肺之宣降功能的具体方法。益气养阴法、息风开窍法、清化湿热法等法也可辨证运用。

七、分证论治

(一)热在肺卫

1.症舌脉

发热，咳嗽，头痛，恶风寒，口渴，痰多，无汗，苔白或微黄，脉浮数亦可见弦滑。

2.病机分析

风热病邪犯于表，卫气与之抗争而发热；卫阳之气不能通达于表而微恶寒；卫气被郁，开合失司而无汗或汗少不畅；风热病邪犯于肺，肺宣发功能受到影响而致咳嗽。初起时以卫表为侧重，故虽咳嗽，痰不多或咳不著。

3.治法

辛凉疏散。

4.方药运用

(1)常用方：银翘散(《温病条辨》)加减。

(2)组成：金银花、连翘、杏仁、薄荷、芦根、苦桔梗、甘草、桑叶、牛蒡子。

(3)加减：无汗者，加荆芥；心烦者，加栀子；喘促者，加炙麻黄、生石膏(先煎)；痰多者，加贝母；头痛者，加菊花、蔓荆子；咽痛明显者，加山豆根、板蓝根。

(4)常用中成药双黄连粉针剂 1.2 g 加入到 5% 葡萄糖注射液 500 mL 中静脉滴注，每天 1～2 次。清热解毒，清宣风热。用于治疗风温邪在肺卫或风热闭肺引起的发热、微恶风寒或不恶寒、咳嗽气促、咳痰色黄、咽红肿痛等症，以及上呼吸道感染、急性支气管炎、急性扁桃体炎、轻型肺炎等。

5.针灸运用

(1)取穴：肺俞、尺泽、列缺、合谷、少商。

(2)功效：清宣肺热。

(3)方义：肺主皮毛，司一身之表，取肺之背俞宣肺止咳；尺泽乃肺之合穴，宣降肺气；列缺为肺之络穴，散风祛邪；合谷调气，少商为井穴解热之功著，共奏清宣肺热之功。

6.临证参考

本病不同于普通感冒中的风热外感，治疗时除针对风热之邪而辛凉疏散外，也要注意肺气的宣畅,故杏仁、桔梗必不可少。方中桔梗、薄荷不可用量过大,一般不超过 6 g 或 10 g,以防升散太过;金银花、连翘用量宜大,体壮者可达 30 g,以加强辛凉疏散之力。病重者可每天两剂汤药,每隔 6 小时服 1 次;煎药时间不宜过长,以汤药"香气"大出为度;服药后微微发汗为佳。可先开两日的剂量,因热病传变快,若发生传变当另行辨治。本证候经过正确的治疗,可减少逆传心包的发生,但亦有少数病例虽初起即得到正确的治疗,病变仍逆传心包,应予警惕。所以风温病的早期辨治是非常重要的。

风温肺热病的致病邪气是风热病邪,按照中医学"毒邪"理论,并结合现代医学对下呼吸道病毒感染的病理生理机制研究成果,我们认为,"外感邪毒"与"内生之毒"续生是本病的重要病机环节。故清热解毒是其最主要的治法,用药宜早,选用金银花、生甘草、连翘、牛蒡子、虎杖、白花蛇舌草、蒲公英、知母、芦根等品,清热解毒的同时兼顾透邪外达。但不可过于苦寒,苦寒之品最易损伤脾胃,应兼顾患者正气及脾胃功能,遵循"保胃气、存津液"的思想。在具体应用清热解毒药物时,每每权衡邪正的盛衰而用之。若邪毒炽盛,热势鸱张,清热解毒亦当加大用量,不可因其虚弱而不敢选用。因热势炽盛,若不急除其邪,邪热必耗伤阴津,甚则入营生变,或致厥脱,比单纯药物伤脾胃的副作用要危险得多。若正虚邪恋,邪势不盛,则只需轻清之品,并导邪以出路即可,量宜小,若再用苦寒重剂,有害无益,徒伤脾胃。

(二)痰热壅肺

1.症舌脉

发热,痰多痰鸣,痰黏或黄或白,咳嗽,胸闷,气粗,舌红苔黄或白或腻,脉弦滑而数。

2.病机分析

由卫表受邪转来,热邪入里灼津为痰,形成痰热,或热邪入里,与宿痰相合而成。邪热内侵,灼津成痰,痰热壅肺,肺之宣发、肃降功能失常,故咳嗽而喘,咳痰白黏或黄黏。痰热阻滞,气机不畅,故胸闷或胸痛;舌红苔黄腻,脉弦滑而数,亦为痰热之象。

3.治法

清热化痰。

4.方药运用

(1)常用方:麻杏石甘汤(《伤寒论》)合千金苇茎汤(《备急千金要方》)加减。

(2)组成:炙麻黄(先煎、去上沫)、杏仁、生石膏(先煎)、黄芩、连翘、虎杖、白花蛇舌草、鱼腥草、瓜蒌、冬瓜仁、贝母、桔梗、芦根、甘草。

(3)加减:腹实便秘者,加大黄、瓜蒌;痰黄稠者,加胆南星、天竺黄;痰红者,加桑叶、焦栀子;痰鸣者加射干;胸闷甚者,加郁金、金沸草;热甚者,加栀子、金银花。

(4)常用中成药:双黄连粉针剂,1.2 g,加入到5%葡萄糖注射液500 mL中,静脉滴注,每天1～2次。清热解毒,清宣风热。用于外感风热、邪在肺卫证,症见发热、微恶风寒或不恶寒、咳嗽气促、咳痰色黄、咽红肿痛;急性上呼吸道感染、急性支气管炎、急性扁桃体炎、轻型肺炎见上述证候者。

5.针灸运用。

(1)取穴:肺俞、尺泽、曲池、太渊、丰隆。

(2)功效:清肺化痰。

(3)方义:肺俞调理肺气,清肃之令自行;太渊为肺经原穴,取之肃理肺气;曲池泻热;尺泽乃肺1之合穴,宣降肺气;丰隆以化痰。

6.临证参考

对于本病痰邪的治疗当在治痰之标的同时治痰之本,以正本清源,"见痰休治痰,方为治痰",我们主张兼顾解毒清热甚至补虚以治痰之本。常用瓜蒌、黄芩、浙贝母等以解毒化痰,或以牛蒡子、虎杖以利肺通腑化痰,或用葶苈子、桑白皮以泻肺化痰平喘,如痰浊壅盛亦可用皂荚、胆南星等以加强化痰之力。痰热壅肺宜清化痰热,痰热去则肺气通,故要注意观察痰色与痰量的变化,从而在选药及药量上作出适当调整。热重者加强清热,痰甚者加强化痰。痰多痰黏或痰黄痰鸣者为邪蕴肺胃;汗出,尿黄赤少为气分热炽;便秘、口渴、汗出、脉洪大为阳明腑实。痰热壅肺证是病情转变的一个关键阶段,如果失治误治,或病情重笃者,可邪传心包,出现热陷心包证。如果治疗及时得当,则病情好转,进入恢复期。因此在临床常把此期作为主要研究对象。

(三)热陷心包

1.症舌脉

神昏,谵语,发热夜甚,咳嗽气促,痰鸣,肢厥,舌红绛,苔干黄,脉数滑。

2.病机分析

本病热入心包的特点是痰热病机的参与。由肺卫逆传心包者,病情更为重笃,其表现为神识昏迷、谵妄等。

3.治法

清热豁痰开窍。

4.方药运用

(1)常用方:清营汤(《温病条辨》)合菖蒲郁金汤(《温病全书》)加减。

(2)组成:羚羊角粉、生地黄、连翘、石菖蒲、郁金、牛蒡子、天竺黄。

(3)加减:舌绛者,加牡丹皮;舌干者,加石斛;苔黄者,加黄连;尿赤者,加芦苇茅根。

(4)常用中成药:①清开灵注射液,40 mL 加至 5% 葡萄糖溶液 500 mL 中,静脉滴注,每天 1～2 次。清热解毒,化痰通络,醒神开窍;用于热病神昏。②醒脑静注射液,20 mL 加入 5% 葡萄糖溶液 500 mL 中,静脉滴注,每天 1～2 次。清热泻火,凉血解毒,开窍醒脑;用于热病气血逆乱,脑脉瘀阻所致昏迷。③安宫牛黄丸或紫雪丹,安宫牛黄丸或紫雪丹 1 丸,每天 1～2 丸,口服或鼻饲。清热解毒,镇惊开窍。用于热病,邪入心包,高热惊厥,神昏谵语。安宫牛黄丸长于清热,紫雪长于镇痉。

5.针灸运用

(1)取穴:水沟、百会、足三里、中冲、尺泽、丰隆。

(2)功效:清热开窍化浊。

(3)方义:水沟、百会均为开窍要穴;中冲穴是手厥阴心包经的井穴,与内关共奏苏厥开窍,清营血之功;足三里养气血;尺泽泄肺热;丰隆化痰,泄浊即以开窍。

6.临证参考

痰热邪毒甚则入营血,热瘀并存则尽早清营凉血化瘀,选用水牛角、牡丹皮、丹参、赤芍以凉血化瘀,玄参、生地黄以滋阴清营;邪入心包则加以菖蒲、郁金、牛黄解毒开窍,更有甚则可以使用温病三宝,醒脑静及清开灵亦可酌情静点。因此,本证所用基本方药既不完全同于其他温病常用的清营汤、菖蒲郁金汤,又兼有两方之意,主要是考虑到本证系风温痰热闭窍之故,临床要在开窍的同时,根据患者痰量之多少,热势之盛衰,决定化痰与清热解毒的力量。该证主要发生于老年患者,或有肺部宿疾或发生于危重的原发病之后,是外感热病的危重证候。如果患者正气尚未完全衰败,加之治疗得当,病情得到控制,进入恢复期。如果正气大亏,或治疗不当,病情加重,出现昏迷或昏聩。

(四)气阴两伤,余邪未净

1.症舌脉

发热或不发热或自觉发热,咳嗽,痰不多而黏,口燥渴,气短神疲,舌干红、裂,苔黑或焦,脉数细。

2.病机分析

热邪不燥胃津,必耗肾液。本病晚期患者大多出现气阴两伤之证,气虚可见乏力气短懒言,津伤则口干渴。病势衰而邪未除,表现为低热不退、咳嗽不愈等。其实本病发生的病机基础亦是正气不足,脏腑功能衰退,邪气或因接触相染,上受犯肺,从口鼻而入,正气不能御邪于肺窍、卫表,致邪气由表及里;或因正气亏损,正不胜邪,而伏邪内发。一旦发病,正邪双方消长、强弱对比则是决定本病预后转归的关键环节。

3.治法

养阴清热。

4.方药运用

(1)常用方:沙参麦冬汤(《温病条辨》)合增液汤(《温病条辨》)加减。

(2)组成:北沙参、麦冬、生地黄、石斛、天花粉、玄参、白芍、杏仁、阿胶、太子参、甘草。

(3)加减:纳呆者,加谷芽、麦芽;腹胀者,加佛手、香橼皮。

(4)常用中成药:①养阴清肺糖浆,每次 10 mL,每天 3 次。养阴清肺,清热利咽。用于咽喉干燥疼痛,干咳、少痰或无痰。②生脉散口服液,每次 10 mL,每天 3 次。益气,养阴生津。用于气阴两亏,心悸气短,自汗,亦用于本病气阴两伤,余邪未净证。

5.针灸运用

(1)配穴:肺俞、膏肓、尺泽、太溪、足三里。

(2)功效:培养气阴。

(3)方义:取肺之背俞益肺养阴;膏肓治诸虚百损,有理肺补虚之效;尺泽为肺之合穴,太溪为肾经原穴,金水相生;三里培土生金以补养气血。

6.临证参考

年老体弱患风温者多有此证。成年体壮者较少出现此证,即便有此证,往往可用饮食调理而愈。

益气养阴药在风温肺热病中的应用,一般用于恢复期,邪退正虚,或正虚邪恋阶段。但因患者的体质不同,也有用于其他阶段的,不可拘泥。

扶正之法,最难掌握,在长期临床中发现,热势高者不是正气尚旺就是邪气过亢,二者无论是哪一种情况都不能用益气助火之黄芪、党参、黄精之类;热势低者,若见苔黄腻或是红绛无苔,即使有气短乏力等气虚症状,也不可就选黄芪、党参之类,否则有死灰复燃之虑;甘寒养阴之品基本上可用于病程的各阶段,但肺胀而有痰湿体质者,虽有口干、痰黏之阴伤症状,也不可就用养阴,否则有助湿生痰之虑。在具体应用时,可把扶正之品分成几个层次,以便根据虚损的程度、邪实和正虚的孰轻孰重来辨证选用。

八、其他中医疗法

(一)外治法

风温肺热病高热的外治。

1.刮痧

自上而下,先轻后重,刮至局部皮肤出现红紫色痧点即可。常用部位:背部沿督脉和膀胱经,腋窝及肘窝等处,刮后半小时复测体温脉搏。

2.擦敷散热酊

用纱布蘸取酒精、或散热酊反复擦拭前额、颈项、胸背、四肢等处(小儿及对酒精过敏者忌用)。

3.洗浴

用清热解毒方药煎汤外洗,有一定退热功效,方药可选银花、连翘、板蓝根、石膏、薄荷等。

(二)灌肠

用生大黄、枳实、石膏、马齿苋、金银花、甘草,煎水取汁 200 mL,高位直肠滴注或灌肠(保留 30 分钟左右),每隔 2～4 小时 1 次。体温下降后应视病情而减少灌肠次数或停用。

(三)穴位注射

取定喘、肺俞、膻中予鱼腥草注射液穴位注射。

九、急证与变证治疗

急症、变证不是风温肺热病演变过程中的必然证候,它的出现与患者的体质及感受邪气的程度密切相关。一般说来,如果患者体质差,感受邪气重,易于出现急症、变证,较一般证候更为凶险。风温肺热病常见急症、变证有三种,即厥脱、咯血、昏谵。

(一)厥脱

1.气阴两亏

(1)临床表现:精神萎靡、气短、口渴、汗出,四肢欠温,尿少,舌红或淡红,脉细数。

(2)治法:益气养阴。

(3)常用方:生脉散(《医学启源》)加减。

(4)组成:人参、麦冬、五味子。人参益气固脱,麦冬养阴,五味子生津敛液固脱。若汗出明显者,加山萸肉、煅龙牡。肢冷息微者,加炮附子15 g,急煎频服或灌服。

(5)常用中成药:参脉注射液:40 mL加入10%葡萄糖100 mL,静脉注射,每10～15分钟1次,连续3～5次。

(6)临证参考:本证多见于风温肺热病的急性期,患者多有严重的原发病,或年高体弱。治疗首先按照"急则治其标"的原则,以益气养阴固脱为主,风温肺热病厥脱证的发生是因邪毒内陷所致,所以大剂清热解毒的应用也是必须的。厥脱证期,因邪毒内陷,正气不足,脾胃运化缓慢,故采用口服或鼻饲药物发挥作用时间会相对延长,故用药最好采用静脉用药,但可用于静脉用的中药,治疗此证还无完全把握,故此期临床仍然是中西结合治疗。但可以肯定的是参麦注射液、生脉注射液等制剂,对于稳定血压是有效的。

2.阳气暴脱

(1)临床表现:神志淡漠,气息微弱,四肢逆冷,大汗淋漓,面色苍白,口唇发绀,体温不升,舌干无苔或光剥,脉虚数或结代,或消失。

(2)治法:回阳固脱。

(3)方药:参附汤(《正体类要》)或四逆汤(《伤寒论》)加减。

(4)组成:红参、炮附子、干姜、炙甘草。

(二)昏谵

1.阳明腑实

(1)临床表现:高热或日晡潮热,面目俱赤,声重气粗,神昏谵语,四肢厥逆,腹满便秘,腹部按之灼手,苔黄燥或焦黑起芒刺,脉滑数或沉实有力。

(2)治法:苦寒下夺,釜底抽薪。

(3)方药:增液承气汤(《温病条辨》)加减。

(4)组成:生地黄、玄参、麦冬、大黄、玄明粉,冲服安宫牛黄丸。

2.热闭心包

(1)临床表现:身热灼手,神昏谵语,痰壅气粗,唇干舌謇,肢厥便秘,昼轻夜重,舌质红绛,苔黄燥,脉细滑而数。

(2)治法:清心凉营,豁痰开窍。

(3)方药:清宫汤(《温病条辨》)送服安宫牛黄丸(《温病条辨》)加减。

(4)组成:犀角、玄参、莲子心、竹叶、连翘、麦冬。

(5)临证参考:若是瘟疫、瘟毒、热毒壅盛,充斥气血三焦,壮热烦渴,口秽喷人,头痛如劈,谵狂不安,斑疹紫黑,吐血衄血,舌质紫绛,舌苔黄焦,则以大剂清瘟败毒饮送服安宫牛黄丸。

3.痰蒙心窍

(1)临床表现:神识昏蒙呆痴,时昏时醒,间有谵语,身热不扬,胸腹痞满,舌苔黄浊而垢,脉濡或滑数。

(2)治法:清热化湿,豁痰开窍。

(3)方药:菖蒲郁金汤(《温病全书》)加减。

(4)组成:石菖蒲、郁金、栀子、连翘、牡丹皮、竹叶、滑石、天竺黄、竹沥、姜汁。

(5)加减:热重者送服至宝丹;痰盛者送服苏合香丸;湿盛者送服玉枢丹。

十、疗效判定标准

参照国家中医药管理局北方热病急症协作组及全国中医内科学会热病专业委员会制定的《风温肺热病(病毒性下呼吸道感染)诊疗标准》。

(一)急性气管-支气管炎

(1)治愈:临床症状在3~4天内全部消失,肺部体征消失。

(2)显效:临床症状及肺部体征在4~6天内大部分消失。

(3)好转:6天之内部分症状和体征消失或明显减轻。

(4)无效:6天以上症状和体征未减轻或加重者。

(二)肺炎

(1)临床治愈:临床症状及肺部体征在7天内全部消失,X线显示明显好转。

(2)显效:临床症状及肺部体征在7~9天内大部分消失,X线显示好转。

(3)好转:10天内部分症状消失,肺部体征或X线有所减轻。

(4)无效:10天以上症状和体征未减轻或加重者。

十一、预后与转归

本病预后大多良好,部分患者所感染之病原体毒力较强或有较危重之内伤基础,则预后大多不良,可能导致死亡;疾病损伤肺间质后,患者肺通气换气功能受限,有呼吸困难、胸痛等症状,严重影响患者生活质量;疾病迁延不愈,转入慢性病程,COPD可能是疾病发展的方向。

本病大多于冬春季节复发,幼儿、老年人、体弱者、具有肺部疾病内伤基础者容易复发,且发作后因其内伤基础不同而表现不同。故于缓解期间调治其内伤基础疾病对本病的预后与转归有重要意义。

第六章

肺　胀

肺胀是多种慢性肺系疾病反复发作,迁延不愈,导致肺气胀满,不能敛降的一种病证。临床表现为胸部膨满,憋闷如塞,喘息气促,咳嗽痰多,烦躁,心悸,面色晦黯,或唇甲发绀,脘腹胀满,肢体浮肿等。严重者可出现神昏、痉厥、出血、喘脱等危重证候。肺胀以久病肺虚为主,由于反复感邪,使病情进行性加重。病位在肺,继则影响脾、肾,后期及心。标本虚实常相兼且互为影响,最后因邪盛正虚,而致发生喘脱,痰蒙神窍,或气不摄血等严重变化。治疗当根据感邪时偏于邪实,平时偏于正虚的不同,有侧重的分别选用扶正与祛邪的不同治则。

西医学中慢性阻塞性肺疾病(chronic obstructive pulmonary disease,COPD)与肺胀的临床特征相似,肺源性心脏病、肺性脑病则常见于肺胀的危重阶段,均可参照本篇进行辨证论治。

COPD是全球范围内的多发病和常见病,累及全世界 1/10 的 40 岁以上的成人,每年导致大约 300 万人死亡。世界卫生组织(WHO)估计,COPD是全球的第 4 大死因(仅次于冠心病、脑血管疾病和急性呼吸系统感染),与 HIV/AIDS并列第 4,估计到 2020 年将成为第 3 位死因。COPD 是我国农村人口的首位死因,COPD 患者往往发展成为肺心病甚至呼吸衰竭,对生命健康造成严重威胁。国家科技部"十一五"科技支撑计划将 COPD 作为重大疾病列入专项研究,重点从稳定期调补肺肾角度揭示中医疗效。同时 COPD 也成为各类重大研究项目的重点研究内容。随着我国人口老龄化社会的到来,COPD 的临床和基础研究,将成为医学研究的重大课题得到不断深入的开展。中医的综合调理,包括中药内服、外用以及针灸、穴位贴敷等中医方法与康复训练相结合,可以多途径、多方面打断 COPD 的病程链,从而缓解病情,减少急性发作次数及程度,达到改善生活质量和延长寿命的目的。这是发挥中医特色和优势的重要目标。

一、诊断标准

参照新世纪全国高等中医药院校规划教材《中医内科学》诊断。

(1)有慢性肺系疾患病史多年,反复发作。病程缠绵,时轻时重,经久难愈。多见于中老年人。

(2)常因外感而诱发。其他如劳倦过度、情志刺激等也可诱发。

(3)临床表现为咳逆上气,痰多,胸中憋闷如塞,胸部膨满,喘息,动则加剧,甚则鼻煽气促,张口抬肩,目胀如脱,烦躁不安。胸廓隆起如桶状,叩之呈过清音,听诊有痰鸣声及湿啰音,心音遥远。病情轻重不一,每因感受外邪加甚而致伴有寒热表证。

(4)日久可见心慌动悸、面唇发绀、脘腹胀满、肢体浮肿。严重者可出现喘脱,或并发悬饮、鼓胀、癥积、神昏、谵语、痉厥、出血等证。

二、鉴别诊断

肺胀与哮病、喘病均以咳而上气、喘满为主症,有其类似之处,需进行鉴别。

(一)哮病

哮病是一种发作性的痰鸣气喘疾患,常突然发病,经治疗或可自行缓解,以夜间发作多见。肺胀为多种慢性肺部疾病长期反复发作,迁延不愈发展而来,以喘促、咳嗽、咳痰、胸部膨满,憋闷如塞等为临床特征,二者有明显区别。哮病长期反复发作,可发展为肺胀。

(二)喘病

喘病以喘促、呼吸困难为临床表现,可见于哮病、肺胀、胸痹、水肿等多种急慢性疾病过程中。肺胀为多种慢性肺部疾病长期反复发作,迁延不愈而成,临床除喘促、呼吸困难外,尚具有咳嗽、咳痰、胸部膨满,憋闷如塞等特征,喘促仅是肺胀的一个症状。

三、证候诊断

(一)外寒内饮证

咳逆喘满,气短息促,咳痰稀白量多,呈泡沫状,胸部膨满。面色青黯,周身酸楚,头痛,恶寒,无汗,舌体胖大,舌质黏淡,苔白滑,脉浮紧。

(二)痰热郁肺证

咳嗽喘急,胸满气粗,咳痰黄或白,黏稠难咯。身热,烦躁,微恶寒,有汗不多,口渴欲饮,溲黄,便干,舌质红或边尖红,舌苔黄或黄腻,脉滑数或浮滑数。

(三)痰浊阻肺证

胸膺满闷,短气喘息,咳嗽痰多,色白黏腻或呈泡沫状。畏风易汗,脘腹痞胀,纳少,泛恶,便溏,倦怠乏力,舌质偏淡或淡胖,苔薄腻或浊腻,脉细滑。

(四)痰蒙神窍证

神志恍惚,烦躁不安,谵妄,撮空理线,表情淡漠,嗜睡或昏迷。肢体动,抽搐,咳逆喘促,咳痰黏稠或黄黏不爽,或伴痰鸣,舌质黯红或淡紫,或紫绛,苔白腻或黄腻,脉细滑数。

(五)肺肾亏虚证

呼吸浅短难续,动则尤甚,咳嗽,痰白如沫,或咯吐不利。形寒肢冷,腰膝酸软,小便清长,或咳则小便自遗,或五心烦热,舌淡或黯紫,苔白润,脉沉细虚数无力,或有结代。

(六)阳虚水泛证

喘咳不能平卧,咳痰清稀,心悸,胸满气憋,面浮,下肢肿,甚则一身悉肿。腹部胀满有水,尿少,脘痞,纳差,怕冷,面唇青紫,舌胖质黯,苔白滑,脉沉细滑或结代。

四、病因

引起肺胀的病因,总括起来有反复外感和内伤两方面。外感之中以感受风寒、风热之邪及烟尘雾毒多见,内伤因素则有劳欲体虚、饮食不节及情志失调等。

(一)反复感邪

主要是外感风寒、风热及烟尘雾毒等。风寒外袭,或从口鼻,或经皮毛,内舍于肺,而致肺气郁闭,不得宣畅,肺气上逆,发为咳喘。外感风热,邪犯于肺,致使肺气郁闭,蒸液为痰,痰热留阻,气机升降失常,肺气上逆而为咳喘。烟尘雾毒,熏灼肺津,伤损肺体,损伤气道,肺之清肃之令不行而为咳喘;同时烟火熏灼,肺津煎熬成痰,痰阻气道,气失宣畅,亦致气逆咳喘。本病之久发,常由反复感受外邪,以致正虚邪恋或肺卫不固,诱致邪侵。

(二)饮食不节

恣食生冷,肥甘油腻,或嗜酒伤中,脾失健运,痰浊内生,上干于肺,壅阻肺气,气机上逆,而作咳喘。湿痰郁久化热,或肺火素盛,痰受热蒸,可致痰火内郁。

若痰湿阻肺或痰热蕴肺,而又复感外邪,则见表里同病、寒热错杂的病证。

(三)劳欲过度和年老久病

劳欲太过则肺脾之气耗伤,肺气虚,津液失布,停而为饮;脾气虚,运化失常,痰湿内生,气虚及阳,阳气不足,肺失温养则寒饮内生,肺阻气逆而为咳喘。慢性久病,气阴亏损,或年老体衰,或久病及肾,肺肾出纳失司,喘咳不已。

(四)情志刺激

悲忧伤肺可致肺气郁阻,气机不利;思虑伤脾致脾气内结,运化失健,痰湿内生,痰湿上干于肺,壅阻肺气,可致痰多而胸闷喘促;精神抑郁可致肝失条达,肝气逆肺或木火刑金,亦致肺失肃降,咳而喘逆。

总之,肺胀病因可以概括为久病肺虚、感受外邪两方面,前者为发病的基础,后者诱使本病反复发作,病情日益加重。

五、病机

(一)发病

多隐袭发病,由于肺部疾病日久迁延失治,长期反复外感、内伤而渐发病。

(二)病位

病变首先在肺,继则影响脾、肾,后期病及于心,影响到肝,脑病为本病之变证。

(三)病性

本虚标实、虚实交错为本病之特点。本虚为肺脾肾心俱虚,标实为水停痰凝、气滞血瘀为患。

(四)病势与病机转化

本病病势由上及下。病变首先在肺,继则影响脾、肾,后期病及于心。因肺主气,开窍于鼻,外合皮毛,职司卫外,为人身之藩篱,故外邪从口鼻、皮毛入侵,每多首先犯肺,以致肺失宣降,气逆于上而为咳,升降失常则为喘。久病肺虚,肺之主气功能失常,影响呼吸出入,肺气壅滞,还于肺间,导致肺气胀满,不能敛降。若肺病及脾,子盗母气,脾失健运,则可导致肺脾两虚。肺为气之主,肾为气之根,若久病肺虚及肾,金不生水,致肾气衰惫,肺不主气,肾不纳气,则气喘日益加重,呼吸短促难续,动则更甚。心脉上通于肺,肺气辅佐心脏,调节治理心血的运行,心阳根于命门真火,故肺虚治节失职,或肾虚命门火衰,均可病及于心,使心气、心阳衰竭,出现肢体浮肿等证候。

病程中由于肺虚卫外不固,尤易感受外邪而使病情诱发或加重。若复感风寒,则可成外寒内饮之证。感受风热或痰郁化热,可表现为痰热证。如痰浊壅盛,或痰热内扰,闭阻气道,蒙蔽神窍,则可发生烦躁、嗜睡、昏迷等变证。若痰热内郁,热动肝风,可见肉、震颤,甚则抽搐,或因动血而致出血。

总之,肺胀是由于多种慢性肺系疾患反复发作,迁延不愈,肺、脾、肾三脏虚损,后期病及于心;肺肾俱虚,清气难入,浊气难出,郁滞胸中;脾虚痰生,甚或脾肾阳虚,水积为饮,气虚血滞,痰瘀互结乃本病基本病机,本病病理因素主要为痰浊、水饮与血瘀互为影响,兼见同病,三者之间又互相影响和转化。

(五)证类病机

1.外寒内饮证

身体素虚,内有停饮,或感寒化饮,再遇风寒束表,营卫不和故见恶寒、无汗、头痛、周身酸楚;饮邪迫肺,肺气上逆,可见咳痰稀白量多,呈泡沫状,咳逆喘满,气短息促,稍劳即甚,胸部膨满;舌体胖大,舌质暗淡,苔白滑,脉浮紧为外寒内饮之征。

2.痰热郁肺证

痰浊内壅,郁而化热,故见咳痰黄或白,黏稠难咯;痰热壅肺,清肃失司,肺气上逆,故咳嗽喘急,胸满气粗;热邪伤津表现为烦躁,有汗不多,口渴欲饮,溲黄,便干;身热,微恶寒为外感风热之征;舌质红或边尖红,舌苔黄或黄腻,脉滑数为内有痰热之象。

3.痰浊阻肺证

脾为生痰之源,肺为贮痰之器,肺虚脾弱,痰浊内生,上逆干肺,肺失宣降,故胸膺满闷,短气喘息,咳嗽痰多;气虚则倦怠乏力;脾虚水谷运化无力,则脘腹痞胀,纳少,泛恶,便溏;肺虚卫外不固则畏风易汗;苔薄腻或浊腻,脉细滑为内有痰浊之象。

4.痰蒙神窍证

痰浊壅盛,或者痰热内扰,闭阻气道,蒙蔽清窍,故见神志恍惚,烦躁不安,谵妄,撮空理线,表情淡漠,嗜睡或昏迷;痰热内郁,热动肝风,则肢体动,抽搐;咳逆喘促,咳痰黏稠或黄粘不爽,或伴痰鸣,为痰热壅肺,肺失宣降之征;肺虚治节失职,心血运行失常,心血瘀阻,则舌质黯红或淡紫,或紫绛;苔白腻或黄腻,脉细滑数为内有痰浊之象。

5.肺肾亏虚证

肺为气之主,肾为气之根,肺不主气,肾不纳气,则呼吸浅短难续,动则尤甚;肺虚气不化津,则咳嗽,痰白如沫,咯吐不利;腰为肾之府,肾虚则腰膝酸软;肾虚气化无力或固摄无权,则小便清长,或尿后余沥,或咳则小便自遗;肾阳虚则形寒肢冷,阴虚则五心烦热;淡或黯紫,苔白润,脉沉细虚数无力为虚象。

6.阳虚水泛证

脾肾阳虚,水湿内停,外溢肌肤,则面浮,下肢肿,甚则一身悉肿;水气凌心射肺,则心悸,喘咳不能平卧;肾阳虚,则尿少怕冷;脾阳虚,则脘痞,纳差;心阳根于命门真火,心气、心阳虚衰,无力推动血脉,血行涩滞,则面唇青紫,舌质黯,脉结代;苔白滑,脉沉细滑为内有水饮之象。

六、辨证思路

肺胀辨证总属标实本虚,但有偏实、偏虚的不同,因此应分清其标本虚实的主次。一般发作时偏于邪实,平时偏于本虚。偏实者须分清寒热、痰浊、水饮、血瘀的偏盛;早期以痰浊为主,渐而痰瘀并重,并可兼见气滞,后期痰瘀壅盛,正气虚衰,本虚与标实并重。偏虚者当区别气(阳)虚、阴虚的性质,肺、心、肾、脾病变的主次;早期以气虚为主,或为气阴两虚,病在肺、脾、肾;后期气虚及阳,甚则可见阴阳两虚,病变以肺、肾、心为主。

详细论之以邪实为主者,病史相对较短,吸气深长,呼出为快,气粗声高。可伴有痰鸣咳喘,脉象有力,病势亦多急骤;以正虚为主者,病史较久,呼吸浅短,吸气困难,气怯声低,喉中少有痰鸣,脉弱,病势较徐缓,遇劳症状加重。以邪实为主者,还当辨外邪诱发和内伤痰阻的不同。外邪诱发者,发病多急,兼有卫表证候;内伤痰阻者,胸闷痰多,喉中痰鸣有声,兼有胸脘痞闷,纳少泛恶,舌苔厚腻。以正虚为主者,当辨明病变脏器,即应辨别肺虚、肾虚和脾虚的不同。肺虚者,喘促气短,咳声低弱,自汗怕风,易反复感受外邪;脾虚者,气短息促,倦怠乏力,食欲不振,咳痰量多,病情多因进食油腻或不洁饮食而加重;肾虚者,呼多吸少,气不得续,每因活动则加重,常见有腰酸神萎、头昏耳鸣等症。

本病急性发作期以实证为主,其治主要在肺,治当祛邪利气,辅以健脾和胃。区别寒、热、痰、气、饮之不同,采用温宣、清肃、化痰、化饮、理气等法。临床缓解期以虚证为主,缓则治其本,重在辨治本证,治在肺脾肾心,尤以脾肾为主。治当培补摄纳,针对脏腑病机,采用补肺、健脾、温肾、纳气、养阴等法。慢性迁延,虚实夹杂者,当分清主次,权衡标本,适当处理。

七、分证论治

(一)外寒内饮

1.症舌脉

咳逆喘满,气短息促,咳痰稀白量多,呈泡沫状,胸部膨满,面色青黯,周身酸楚,头痛,恶寒,无汗,舌体胖大,舌质黯淡,苔白滑,脉浮紧。

2.病机分析

肺主气,卫外而司呼吸。肺胀一病,肺气本虚,易为外邪所犯,寒邪犯肺,肺气不利,失于宣肃,上逆而为喘息;肺气壅滞,不能敛降,则胸部胀满,咳逆气急;肺不布津,津液不归,变生痰饮,则咳痰清稀,痰呈泡沫状;周身酸楚,头痛,恶寒,无汗,苔白滑,脉浮紧为外有风寒之证;面色青黯,舌质黯淡,本有瘀血之表现。

3.治法

解表散寒,温肺化饮。

4.方药运用

(1)常用方:小青龙汤(《伤寒论》)加减。

(2)组成:麻黄、桂枝、干姜、细辛、陈皮、半夏、五味子、白芍、甘草。

(3)加减:饮郁化热,烦躁而喘,脉浮,可用小青龙加石膏汤解表化饮,兼清郁热;面色青黯,唇甲青紫,舌质紫黯者,加桃仁、红花、丹参、当归等活血化瘀。

(4)常用中成药:①寒喘丸,每次 3~6 g,每天 2 次。止嗽定喘,发散风寒。用于咳嗽痰盛,哮喘不止,咽喉不利,夜卧不宁。②小青龙冲剂,每次 9 g,每天。解表散寒,温肺化饮。用于外感风寒,内停水饮,咳嗽,痰多清稀,胸闷气喘。

5.针灸运用

(1)治则:温肺散寒,降逆止咳。

(2)取穴:大椎、风门、身柱、天突、双侧肺俞。

(3)方义:大椎、身柱为督脉穴,督脉总督一身阳气,大椎为手足三阳与督脉之会,故针刺大椎及身柱有振奋阳气作用。风门又称热府,系足太阳膀胱经与督脉之会穴,善祛风散寒。天突为降气平喘之要穴。肺俞是肺气所输注的部位,能输泻肺气。诸穴合用,可奏温阳散寒、止咳平喘之功。

(4)配穴:咳嗽痰多加丰隆,食少纳呆加足三里。

(5)临证参考:本证重点在于观察痰的颜色与质地以及咳痰的难易程度,若痰清稀色白,有沫易出者为寒饮,用药当以温化痰饮为主,射干麻黄汤、麻黄附子细辛汤、苓桂术甘汤等均可加减应用,同时应注意寒热性质的转化。若痰由清稀变为黏稠者,当主以清化热痰,黄芩、知母、生石膏均可加入。

(二)痰热郁肺

1.症舌脉

咳嗽喘急,胸满气粗,咳痰黄或白,黏稠难咯,身热,烦躁,微恶寒,有汗不多,口渴欲饮,溲黄,便干,舌质红或边尖红,舌苔黄或黄腻,脉滑数或浮滑数。

2.病机分析

肺气虚,气不布津,加之脾虚生痰,郁而化热,痰热相搏,壅结于内,又感受风热、风寒之外邪,外邪与痰热相结,郁遏肺气,清肃失司,故见咳喘气急,发热微恶寒;痰热内盛,故见烦躁,痰黄或白,稠而难咯;肺热耗津,阴亏内热而见便干、溲赤、口渴;舌红苔黄或腻,脉滑或滑数均为痰热内郁之证。

3.治法

清肺化痰,降逆平喘。

4.方药运用

(1)常用方:越婢加半夏汤(《金匮要略》)合桑白皮汤(《古今医统大全》)加减。

(2)组成:麻黄、杏仁、生石膏、桑白皮、黄芩、栀子、贝母、紫苏子、半夏、生姜、甘草。

(3)加减:痰鸣喘息,不得平卧,加射干、葶苈子泻肺平喘;痰热闭肺,腑气不通,腹满便秘者,加大黄、芒硝通腑泻热降气;痰热伤津,口干舌燥者,加天花粉、知母、芦根、麦冬等生津润燥。

(4)常用中成药:①清肺消炎丸,每次60丸,每天3次。清热化痰,止咳平喘。用于痰热阻肺,咳嗽气喘,胸胁胀痛,吐痰黄稠;上呼吸道感染,急性支气管炎,慢性支气管炎急性发作及肺部感染见上述证候者。②双黄连口服液,每次20 mL,每天3次。疏风解表,清热解毒。用于外感风热所致的感冒,症见发热、咳嗽、咽痛。

5.针灸运用

(1)治则:清热化痰,宣肺利气。

(2)取穴:大椎、双侧肺俞、双侧尺泽、双侧合谷。

(3)方义:大椎是手足三阳经之交会穴,能散热止咳。肺俞为肺气所输注的部位,能输调肺气而止咳。尺泽为肺经合穴,有散风热,肃肺气,止咳之功。合谷乃大肠经之原穴,能解表退热。诸穴合用,能除风热,降肺气则咳自愈。

(4)配穴：咽痛加少商，并可点刺放血。痰多加丰隆。热甚加曲池。

(5)临证参考：本证重点在于把握咳痰色黄或白，黏稠难咯等症状，判断痰热之病机，治疗上当以清化痰热为主，同时注意外感邪气的兼夹，若兼见风热表证，发热，恶风，咳声嘶哑，咽喉疼痛，酌加宣肺发表之品，如桑叶、银花、连翘、牛蒡子；若外见表寒郁闭，恶寒头痛，无汗，此即"寒包火"证，可加荆芥、麻黄、防风，或用麻杏石甘汤加味治疗；肺热移肠是本证常见的病机演变，若见大便秘结者，可加瓜蒌、大黄以通腑泻肺。临床在运用清热化痰的基础上酌加疏风解痉之品，使气道通畅有利于防治向痰蒙神窍证转化。

(三)痰浊阻肺

1.症舌脉

胸膺满闷，短气喘息，咳嗽痰多，色白黏腻或呈泡沫，畏风易汗，脘腹痞胀，纳少，泛恶，便溏，倦怠乏力，舌质偏淡或淡胖，苔薄腻或浊腻，脉细滑。

2.病机分析

肺脾虚弱，痰浊内生，上逆于肺，则咳嗽痰多，色白黏腻；湿从寒化成饮则痰呈泡沫样；肺病及脾，脾气虚弱而失健运，故见脘腹痞胀，纳少，泛恶，便溏，倦怠乏力；气虚不固，则畏风易汗；舌质偏淡或淡胖，苔薄腻或浊腻，脉细滑为肺脾气虚，痰浊内蕴之证。

3.治法

化痰降气，健脾益肺。

4.方药运用

(1)常用方：苏子降气汤(《太平惠民和剂局方》)合三子养亲汤(《韩氏医通》)加减。

(2)组成：紫苏子、白芥子、莱菔子、前胡、厚朴、陈皮、半夏、茯苓、当归、肉桂、生姜、甘草。

(3)加减：痰多喘急，胸满不能卧，加葶苈子泻肺化痰；肺脾气虚，易汗出，短气乏力，痰量不多者，加党参、黄芪、白术健脾益气，补肺固表。

(4)常用中成药：①桂龙咳喘宁，每次5粒，每天2~3次，1个月为1疗程。健脾化痰，调和阴阳气血。用于外感风寒、痰湿阻肺引起的咳嗽、气喘、痰涎壅盛等症；急、慢性支气管炎见上述证候者。②珠贝定喘丸，每次6丸，每天3次；或遵医嘱。理气化痰，镇咳平喘，补气温肾。用于支气管哮喘、慢性支气管炎等久病喘咳，痰涎壅盛等症。

5.针灸运用

(1)治则:健脾益肺,化痰降浊。

(2)取穴:双侧阴陵泉、双侧脾俞、双侧章门、双侧足三里、天突、双侧肺俞、双侧丰隆。

(3)方义:阴陵泉以疏调足太阴之经气,使脾气得运。脾俞与章门是足太阴脾经的俞募穴,俞属阳,募属阴,俞募相配,阴阳相合,可增强健脾益气作用。再配足阳明胃经的合穴足三里,以调和胃气,鼓舞中气。胃气和则水谷精微上归于肺,肺气充沛则可固护皮毛,防御风寒。天突为任脉之会穴,平喘止咳。肺俞以输泻肺气,丰隆以化痰。

(4)配穴:纳呆甚者加中脘,腹胀者加天枢。

(5)临证参考:本证辨治需明确痰浊的来源为肺脾虚弱,病机特点为虚实夹杂,正虚与邪实并重;当以健脾化痰为基本治法,同时注意痰邪的寒热性质,标本兼顾。治疗同时注意生活起居,防止复感外邪发生闭窍、喘肿等变证。

(四)痰蒙神窍

1.症舌脉

神志恍惚,烦躁不安,谵妄,撮空理线,表情淡漠,嗜睡或昏迷,肢体动,抽搐,咳逆喘促,咳痰黏稠或黄黏不爽,或伴痰鸣,舌质黯红或淡紫,或紫绛,苔白腻或黄腻,脉细滑数。

2.病机分析

痰涎壅盛,迷乱心窍、神机,故神志恍惚、谵妄、烦躁不安,撮空理线,表情淡漠,嗜睡或昏迷;肝风内动则肢体动,抽搐,肺虚痰蕴则咳逆喘促而咳痰不爽;苔白腻或淡黄腻,脉细滑数为痰浊内蕴之象,舌黯红或淡紫乃心血瘀阻之征。

3.治法

芳香开窍,涤痰熄风。

4.方药运用

(1)常用方:涤痰汤(《证治准绳》)加减。

(2)组成:半夏、茯苓、橘红、胆南星、竹茹、枳实、甘草、石菖蒲、人参。痰浊内闭证加苏合香丸,每次一粒,每天两次。

(3)加减:痰热内盛、身热烦躁、神昏谵语、舌红苔黄者,加黄连、天竺黄、竹沥、清热化痰;若热伤血络,皮肤黏膜出血、咯血、便血者,配水牛角、生地黄、牡丹皮,紫珠草等清热凉血止血。

(4)常用中成药:安宫牛黄丸,每次 1 丸,每天 1 次。清心开窍。温热病,热邪内陷心包,痰热壅闭心窍,高热烦躁,神昏谵语,或舌謇肢厥,或下利脉实,以及中风窍闭,小儿惊厥属痰热内闭心窍者。

5.针灸运用

(1)治则:涤痰开窍,熄风醒神。

(2)取穴:水沟、双侧涌泉、双侧丰隆、双侧心俞。

(3)方义:水沟功擅开窍启闭,涌泉为肾之井穴,具开窍醒神之功,合刺之可启闭除厥;丰隆化痰开窍;心俞醒神除瘀;内关安神定志;太冲、阳陵泉平肝熄风而止搐;定喘穴降逆平喘。

(4)配穴:烦躁加内关,四肢抽搐加太冲、阳陵泉,咳逆喘促加定喘。

(5)临证参考:本证病情急重,当以祛痰开窍为务,猴枣散等亦可加入,以防发生变证。临证过程中要注意识别痰蒙神窍的早期症状,加以截断扭转,若病势深重,当加以机械通气等物理支持疗法。

(五)肺肾亏虚

1.症舌脉

呼吸浅短难续,动则尤甚,咳嗽,痰白如沫,咯吐不利,形寒肢冷,或腰膝酸软,小便清长,或咳则小便自遗,或五心烦热;舌淡或黯紫,苔白润,脉沉细虚数无力,或有结代。

2.病机分析

肺主气,肾纳气,肺为气之主,肾为气之根,肺肾气虚则肺气不降,肾气不纳,清气难入,浊气难出,故胸闷气短;呼吸浅促,声低气怯;肾虚水泛则咳痰色白如沫,咯吐不利;肾虚则腰膝酸软,小便清长甚则咳则遗溺;阴虚生热则或见五心烦热;肺失治节,气滞血瘀,则见舌淡或黯紫,脉沉细虚数或结代。

3.治法

补肺纳肾,降气平喘。

4.方药运用

(1)常用方:调补肺肾方(经验方)加减。

(2)组成:西洋参、淫羊藿、冬虫夏草、熟地黄、山萸肉、核桃仁、五味子、灵磁石、沉香、紫菀、款冬花、紫苏子、法半夏、橘红。

(3)加减:阴伤、五心烦热、舌红苔少者,加麦冬、玉竹、生地黄、知母养阴清热;气虚瘀阻、颈脉动甚、面唇青紫明显、舌紫黯者,加当归、丹参、苏木、桃仁、红花、地龙等活血通脉;若见面色苍白、冷汗淋漓、四肢厥冷、血压下降、脉微欲绝者,乃喘脱危象,急用参附汤送服黑锡丹补气纳肾,回阳固脱。

（4）常用中成药：①百令胶囊，每次 5～15 粒，每天 3 次。补肺肾，益精气。用于肺肾两虚引起的咳嗽，气喘，腰背酸痛。②蛤蚧定喘丸，每次 1 丸，每天 2 次。滋阴清肺，止咳定喘。用于虚劳久咳，气短发热，自汗盗汗，胸满郁闷。

5.针灸运用

（1）治则：宣肺平喘，补肾纳气。

（2）取穴：双侧肺俞、双侧肾俞、中脘、双侧足三里、双侧太溪、气海。

（3）方义：肺俞可宣肺止咳，肾俞可纳气平喘，取胃之募穴中脘，胃之合穴足三里以疏通胃气而和胃降浊，太溪为肾经原穴，乃本经之气所灌注，能补肾纳气，气海系元气之海，有补肾虚，益元气之功，诸穴合用，补肾纳气，定喘止咳。

（4）配穴：气虚、乏力重者加关元，咳嗽、痰多者加丰隆、太渊。

（5）临证参考：本证的病机是肺胀内伤病变的基础，进一步发展累及肺肾，耗损肾气所致，在调补肺肾的基础上要注重病机的转变。若出现怕冷，舌质淡，为肺虚有寒，当温肺散寒，加肉桂、干姜、钟乳石等；若症见低热、舌红、苔少者，为有阴伤表现，当宗百合固金汤或麦味地黄汤之意，加麦冬、玉竹、石斛、生地黄等以滋养肺肾。

（六）阳虚水泛

1.症舌脉

喘咳不能平卧，咳痰清稀，心悸，胸满气憋，面浮，下肢肿，甚则一身悉肿，腹部胀满有水，尿少，脘痞，纳差，怕冷，面唇青紫，舌胖质黯，苔白滑，脉沉细滑或结代。

2.病机分析

肺脾肾阳气虚乏，三焦水液代谢失调，以致气不化水，水邪泛溢，则面浮肢肿，甚则一身尽肿；水饮上凌心肺故心悸，喘促，咳痰清稀；脾阳虚衰，失于运化则脘痞纳差；阳虚寒水内盛，则畏寒，尿少；阳虚血瘀则面唇青紫，舌质黯，脉沉细，舌胖，苔白滑为脾肾阳虚之征。

3.治法

温肾健脾，化饮利水。

4.方药运用

（1）常用方：真武汤（《伤寒论》）合五苓散（《伤寒论》）加减。

（2）组成：附子、桂枝、茯苓、白术、猪苓、泽泻、生姜、赤芍、甘草。

（3）加减：血瘀甚，发绀明显者，加泽兰、红花、益母草化瘀利水；水肿势剧、上凌心肺、心悸喘满、倚息不得卧者，加椒目、葶苈子行气逐水。

(4)常用中成药:济生肾气丸,水蜜丸每次 6 g,小蜜丸每次 9 g,大蜜丸每次1 丸,每天 2~3 次。温肾化气,利水消肿。用于肾虚水肿,腰膝酸重,小便不利,痰饮喘咳。

5.针灸运用

(1)治则:温阳散寒,化饮利水。

(2)取穴:双侧肺俞、双侧肾俞、双侧命门、双侧阴陵泉、水沟。

(3)方义:肺俞补肺宣降化痰,肾俞、命门温肾化气行水,使寒水得化,阴陵泉健脾渗湿,水沟助阳行水,内关宁心安神,诸穴相合,扶助肾、肺、脾三脏,共治寒水泛滥。

(4)配穴:心慌动悸者加内关。

6.临证参考

本证亦为本虚标实之证,且水气之标实急重,但不可峻猛攻伐,当以温阳利水之法。阳虚之候以脾肾为主,同时有气郁血瘀情况的发生,临床当随证治疗,切不可急于祛邪而重伤正气,加重病情,以防出现亡阳、喘脱之变。

八、其他中医疗法

(一)耳针疗法

取穴以神门、肺、肾上腺、支气管、交感为主穴。痰多加脾,喘满加肝,食少加胃,烦躁加心,体虚加肾。长期使用耳针治疗,可以用皮质下代替神门,内分泌代替肾上腺,气管代替肺,咽喉代替平喘。上述穴位的交替使用可以提高疗效。

(二)穴位敷药法

取双侧定喘、双侧肺俞、双侧膏肓、中府、神道、身柱。

药物组成为白芥子、细辛、延胡索、甘遂。四药研成细末备用,六神丸研末备用,生姜适量,用时捣烂取汁。首先将四药混合的药末用生姜汁调和后摊在油纸上,做成小饼状,再将六神丸粉末的量均匀按压在药饼中心处,然后将药饼敷在事先选准的穴位上,用胶布固定。每年夏天的初、中、末 3 个"伏天"的第 1 天各贴 1 次,每次敷药时间儿童是 20~30 分钟,成人是 6~8 小时。3 年为 1 个疗程。一般 1 个疗程即可取得较满意的效果。贴敷药丸时患者可感到后背、前胸有发热感,心中感到很轻松者疗效较好。贴敷期间忌生冷、烟酒及刺激性食物。贴敷后若起泡,可刺破涂甲紫。

(三)头皮穴针疗法

取额中线、顶中线、双侧额旁 1 线、双侧额旁 2 线。额中线有镇静宁神作用,额旁 1 线主治上焦病证,额旁 2 线主治中焦病证,3 条线配伍应用,可起到宁心安神、宽胸利气、宣肺定喘、镇咳祛痰、疏肝健脾之功。快速将针刺入头皮下,推进 1.0～1.5 寸,捻转每分钟 200 次以上,每针持续捻转约 1 分钟,留针 5～10 分钟,捻 3 次后起针,每天 1 次,10 次为 1 个疗程。对捻针后效果不显著者,可将针留于头皮下,留针时间可长达 24 小时。

(四)耳穴贴压法

选穴:肺、肾、心、气管、平喘、皮质下,以王不留行籽贴压,3 天更换 1 次,两耳交替进行,7 次为 1 疗程。可降低肺气肿患者的血细胞比容、血浆粘度和全血粘度。

(五)穴位注射疗法

主穴:肺俞、定喘穴。

配穴:肾俞、丰隆、曲池。

加减:脾虚甚者加脾俞;喘甚者加天突、肾俞;气血两虚者加足三里。每周 2 次,5～7 次为一疗程。每次每穴位注射核酪注射液 2 mL,每次需要药量 4 mL,可以调气血,扶正固本。

(六)灸法

取穴肺俞、肾俞、膈俞,用生姜 5 分厚置穴位上,用艾灸灸之,时间 10 分钟左右,左右两侧交替运用,15 天为一个疗程。

(七)推拿疗法

肺胀的基本病机为肺肾两虚,推拿疗法以扶正固本、提高机体的抗病能力为主,治表邪为次。

手法:一指禅推法、拿法、擦法、按法、揉法、分推法。

取穴与部位:天突、膻中、肺俞、膏肓俞、肾俞、中脘、云门、中脘、丹田等穴。肺肾气虚者,加命门、丰隆等穴;肺肾阴虚者,加三阴交、太溪穴;脾肾阳虚者,加脾俞、足三里等穴。

操作要点:①患者取坐势,术者立于其侧方,在患者前胸部用掌摩或指摩法施术,并配合按揉天突、膻中、中府、云门等穴。然后在胸部用擦法左右来回摩擦,以擦热为度,时间为 3～5 分钟。②继上势,在患者背部用手掌左右来回摩擦,以擦热为度。再按揉肺俞、肾俞、膏肓俞等穴,时间约 3 分钟。③按揉中脘、丹田,在胃脘部用掌摩法施术,时间约 3 分钟。④在腰部肾俞穴用擦法上下往返摩擦,以透热为度。⑤随证加减。如肺肾气虚者,加按揉命门、丰隆等穴;肺肾阴虚者,加按揉三阴交、太溪;脾肾阳虚者,加按揉脾俞、足三里等穴。每天或隔天

1 次,10 次为 1 个疗程。

九、急证处理

(一)呼吸衰竭

(1)急性呼衰多属中医"喘促""闭证""脱证"等范畴。可以清化痰热、开闭救肺为主要原则,选择清金化痰汤、安宫牛黄丸加减;腑实热结、肺气郁闭者,可用陷胸承气汤以泻下通腑、肃肺降逆;痰阻血瘀,则加血府逐瘀汤以增活血化瘀之力;若邪盛伤正、气阴耗竭,当益气救阴固脱,方用生脉散合桂甘龙牡汤加减。在抢救中,可辨证应用开窍"三宝"。清心解毒开窍,选用安宫牛黄丸;镇痉开窍,选用紫雪丹;化浊开窍,选用至宝丹;因痰浊寒邪内闭者,则可选用温通开窍的苏合香丸。

(2)慢性呼衰,多由久病肺虚,肺病及肾;子盗母气,又可累及脾脏;肺朝百脉,肺虚心脉不畅,损及于心,终致肺、肾、心、脾亏虚,而其中尤以肺、脾、肾气虚为主。因此,慢性呼衰之治,当重视补益肺肾、健脾助运,并兼顾化痰活血。临床可选用参蛤散、都气丸加减,代表药如党参、怀山药、茯苓、熟地黄、山萸肉、郁金、紫苏子、蛤蚧粉、沉香、紫石英等。若见有咯吐黄痰,则可加用黄芩、桑白皮、陈皮、五味子、胆南星等加强清化痰热之力;若瘀血明显,见口唇发绀、舌质黯紫等症时,可加用桃仁、紫丹参、平地木等加强活血化瘀之力;若见有神昏、嗜睡等症状时,可加用石菖蒲、远志、天竺黄等化痰开窍;若见有阳虚水肿表现,可用真武汤温阳利水;若见有喘脱表现,则宜参附龙牡汤以回阳救逆。

另外,由于呼吸道感染常常是诱发和加重呼衰的重要原因,西医治疗在于选择有效抗生素,中医则应注重加强清肺解毒,常用药如黄芩、金荞麦、鱼腥草、蒲公英、败酱草等可选择应用。

(二)上消化道出血

因消化道出血导致的呕血和便血,宜先止血。其治则有三:一是治血,当以止血为主;二是治火,如实证应清肝降火,凉血止血,如为虚证应滋阴降火,以宁血为主;三是治气,如脾胃气虚应养血健脾补气摄血。在临床上一般分为胃热、肝火、气虚、阴虚四种。

1.胃热内盛证

(1)主证:因胃有积热,胃络损伤,主要表现为胃脘闷胀,甚者作痛或有灼热,血色紫暗或夹食物残渣,大便色黑、舌红、苔黄、脉滑数。

(2)治疗原则:清热、凉血、止血。

（3）方药。

方一：大黄炭、黄连、黄芩、茜草炭、侧柏叶、生地黄、大蓟、小蓟。

如胃气上逆恶心欲吐加代赭石、竹茹、北沙参、石斛；如气滞血瘀，上腹隐痛吐血紫黯有块，舌质紫黯，可加蒲黄、花蕊石、三七粉。

方二：大小蓟、荷叶、侧柏叶、白茅根、茜草根、大黄、栀子、牡丹皮各等份，上药各炒炭，研细末纸包，用碗扣于地上一夜，出火毒，每服 10 g，日 2～3 次，饭后开水送服。

2.肝火亢盛证

（1）主证：肝气郁结日久，可致肝郁化火，肝火侵犯脾胃，损伤脉络而致呕血及黑便。主要表现为胃脘及两胁胀痛，伴有恶心、心烦易怒、头痛目赤、口苦、舌红、脉弦。

（2）治疗原则：解郁清肝，和血止血。

（3）方药：全当归、白芍、柴胡、栀子炭、棕榈炭、白茅根、藕节炭、三七粉（吞服）。

3.脾胃虚弱证

（1）主证：脾胃素虚，胃失和降，脾虚不能统血，主要表现为上腹隐痛，面色苍白，头晕心悸，神疲乏力，呕血或黑便时发，舌质淡，苔薄白，脉象细弱。

（2）治疗原则：补气摄血，健脾养血。

（3）方药：党参、炒白术、炙黄芪、仙鹤草、棕榈炭、白芨、全当归、三七粉（吞服）。

如脾胃虚寒，症见胃脘痛，畏寒神疲，面色苍白、舌淡苔薄。可加附子、炮姜炭。出血量多，症见肢冷汗出，气虚欲脱，应另加红参 15 g 煎汤急服，以固元气。

4.阴虚血热证

（1）主证：阴虚热甚，损伤脉络，以致突然呕血，量多色红，舌绛苔少，脉细数。

（2）治疗原则：清热泻火，凉血止血。

（3）方药：水牛角、大生地黄、栀子炭、炒白芍、茜草炭、侧柏叶、仙鹤草、三七粉（吞服）。

如见面色苍白，四肢厥冷，头面大汗，应急用独参汤频频喂服，必要时需中西医结合治疗。

十、变证治疗

(一)喘脱(气阴两虚,阴阳欲绝)

(1)临床表现:面色晦黯,自汗肢冷,烦躁不安,大小便失禁,舌卷囊缩,舌质淡胖,脉微欲绝。

(2)治法:益气养阴,回阳救逆。

(3)方药:生脉散(《内外伤辨惑论》)合参附汤(《正体类要》)加减。

(4)组成:人参、制附子、干姜、麦冬、五味子。

(5)加减:大汗淋漓、汗出如油者,加黄芪、肉桂等;口唇发绀、舌质黯者,加丹参、赤芍、水蛭。

(6)中成药:参附注射液 100 mL 加入 0.9％氯化钠注射液 250～500 mL 中,静脉滴注,每天 1 次,10～14 天为 1 个疗程。回阳救逆。用于肺胀喘息,阳气欲脱者。

(二)热瘀伤络

(1)临床表现:表情淡漠,喘息,皮肤有瘀斑,痰中带血,咯血或呕血,便血,舌质紫黯,少苔或无苔,舌下瘀筋明显粗乱,脉多细数或沉弱。

(2)治法:清热凉血,活血止血。

(3)方药:生脉散(《内外伤辨惑论》)合犀角地黄汤(《备急千金要方》)加减。

(4)组成:西洋参、麦冬、五味子、生地黄、牡丹皮、赤芍、水牛角、大黄炭、三七粉、茜草。

(5)加减:热盛引动肝风内动者,加全蝎、钩藤。

十一、疗效评定标准

参照国家食品药品监督管理局颁布的《中药新药临床研究指导原则》关于慢性支气管炎的疗效判定标准。

(1)临床控制:咳、痰、喘及肺部哮鸣音恢复到急性发作前水平,其他客观检查指标基本正常。

(2)显效:咳嗽、痰、喘及肺部哮鸣音显著减轻,但未恢复到急性发作前水平,其他客观检查指标明显改善。

(3)有效:咳、痰、喘及肺部哮鸣音有减轻,但程度不足显效者,其他客观检查指标有改善。

（4）无效：咳、痰、喘症状及哮鸣音无改变或加重，1 月内仍未恢复到发作前水平，其他客观检查指标未见改善或反而加重。

十二、预后与转归

肺胀的预后转归与预防调护和及时治疗关系密切。本病初起，病情较轻，如及时治疗，措施得当，预后较好；但如果失治、误治，病情会逐渐加重，预后就很差。并且本病一般多属积久而成，病程缠绵，经常反复发作，难以根治。在重视急性加重期治疗的同时，在稳定期更要在预防调护的基础上，加强控制，充分运用中医治未病理论，在养生、调护、食疗和稳定期中药及康复治疗上发挥作用，可有效改善预后。

第七章

哮 病

哮喘又称哮喘病、哮病,是一种常见的反复发作的肺系疾患。它是由宿痰伏肺,复因外邪、饮食、情志、劳倦等因素,致气滞痰阻,气道挛急、狭窄而发病。以发作性喉中哮鸣有声,呼吸困难,甚则喘息不能平卧为主要表现。哮喘病主因是宿痰内伏于肺,但又与遗传、体质、环境、外感、饮食、劳倦等因素有关,以肺虚、脾虚、肾虚为本,以风、寒、热、湿、痰、瘀为标,发作期以实证为主,缓解期以虚证居多。治疗以发作期治标、缓解期治本为原则,按照不同的临床表现和不同阶段论治。发作期以祛邪降气,除痰定喘为主;缓解期着重补肺、益脾、固肾为治,以防复发。哮喘的中医治疗除了内治法外,尚有中药外敷、穴位治疗等诸多方法。

本病相当于西医学的支气管哮喘。支气管哮喘是临床常见病与多发病,发病率为1%～3%,可发生于任何年龄,大多数在12岁以前起病,男性多于女性(2～3):1,儿童比成人多,好发于秋冬季节及气候改变时,寒冷地区多于温暖地区。近10余年来,美国、英国、澳大利亚、新西兰等国家哮喘患病率有上升趋势,全世界约有1.5亿哮喘患者,每年死于哮喘病的患者达18万人。我国哮喘的患病率约为1%,儿童可达3%,估计有1000万以上患者,哮喘已成为严重威胁人们健康的一种高发的公共卫生疾病。

一、诊断标准

参照1995年国家中医药管理局发布的《中华人民共和国中医药行业标准·中医病证诊断疗效标准·中医内科病证诊断疗效标准》诊断。

(1)发作时喉中哮鸣有声,呼吸困难,甚则张口抬肩,倚息不得平卧,或口唇指甲发绀。

(2)呈反复发作性。常因气候突变、饮食不当、情志失调、劳累等因素诱发。

发作前多有鼻痒、喷嚏、咳嗽、胸闷等先兆。

（3）有过敏史或家族史。

（4）两肺可闻及哮鸣音，或伴有湿啰音。

（5）化验血嗜酸性粒细胞可增高。

（6）痰液涂片可见嗜酸性细胞。

（7）胸部 X 线检查一般无特殊改变，久病可见肺气肿征。

二、鉴别诊断

哮喘应与喘病、支饮等疾病进行鉴别。

（一）喘病

哮喘以声响言，为喉中哮鸣有声，是一种反复发作的疾病；喘病以气息言，表现为呼吸急促，甚则张口抬肩、鼻翼煽动、唇甲青紫、汗出如雨、不能平卧位等特征，是多种急慢性肺系疾病的一个症状。两者都有呼吸急促、困难的表现，但哮必兼喘，而喘未必兼哮。

（二）支饮

支饮为受寒饮冷，久咳致喘，迁延反复伤肺，肺不布津，饮邪留伏，支撑胸膈，上逆迫肺，以咳逆倚息不能平卧为主症，虽也有痰鸣气喘症状，但多逐渐进行性加重，病势时轻时重，发作与间歇的界限不清，咳与喘重于哮吼；而哮喘反复间歇发作，突然发病，迅速缓解，哮吼声重而咳轻或不咳。

三、证候诊断

参照国家食品药品监督管理局颁布的《中药新药临床研究指导原则（试行）》诊断标准。

（一）哮喘急性发作期证候诊断

1.寒哮证

呼吸气急，喉中哮鸣，胸闷憋气，咳嗽，咯白色泡沫样痰或白黏痰，或清稀痰，咯吐不爽，口不渴，或渴喜热饮，天冷或受风遇寒易发，形寒怕冷，舌质淡，苔白润或白滑，脉弦紧或浮紧。或伴有鼻痒，打喷嚏，流清涕；或伴有恶寒重发热轻。

2.热哮证

呼吸气急，喉中痰鸣如吼，烦闷不安，咳嗽阵发，咳痰色黄或色白，质稠厚，咯出困难，汗出，口干欲饮，不恶寒，舌质红，舌苔黄或黄腻，脉滑数或弦滑。或兼发热重恶寒轻。

3.风哮证

发作突然,突发突止,喘促气急,喉中哮鸣有声,时有阵咳,痰量极少或无痰。发作前多有先兆,如鼻痒、咽痒、打喷嚏。常有过敏史当接触致敏原而加重复发。舌淡苔白,脉弦。

4.寒热错杂证

呼吸急促,喉中哮鸣,咳嗽,或咯黄痰,或咯白色稠痰,胶黏难咯,恶风畏寒,背部寒冷,打喷嚏,鼻痒,口干欲饮,舌质红,苔白或苔黄,脉滑数,或浮紧。

5.虚实错杂证

呼吸气急,喉中哮鸣,反复发作,日久不愈,胸闷憋气,咳痰色白,咳出不爽,舌淡,苔白,脉沉数。或兼见遇冷则喘重,自汗,恶风,面色㿠白,反复感冒;或兼见脘腹胀闷,纳呆,便溏,乏力;或兼见遇劳倦则发作或加重,动则喘甚,腰膝酸软无力,毛发枯槁不华,头晕耳鸣。

(二)哮喘缓解期的证候诊断

1.肺虚

自汗、怕风、常易感冒,每因气候变化而诱发,发前打喷嚏,鼻塞流清涕,气短声低,或喉中偶有轻度哮鸣音,或偶咯白色或清稀痰,面色㿠白,舌质淡,苔薄白,脉细弱或虚大。

2.脾虚

大便不实,或食油腻易于腹泻,往往因饮食失当而诱发(包括过食酸咸厚味、饮酒等),倦怠,气短,语言无力。舌苔薄腻或白滑,脉细软。

3.肾虚

平素短气息促,动则为甚,吸气不利,心慌,脑转耳鸣,腰酸腿软,劳累后哮喘易发。或畏寒肢冷,自汗,面色苍白,舌质胖嫩,苔白,脉沉细,或颧红,烦热,汗出黏手,舌质红少苔,脉细数。

肺虚、脾虚、肾虚虽有各自的特点,但临床每多错杂并见,表现为肺脾气虚、肺肾阴虚、脾肾阳虚等证。在辨证时宜结合不同的表现加以辨析。

四、病因

(一)素禀异质

先天不足,易感外邪,肺失布津,伏痰内留,每遇新感而引动伏邪发为哮喘。患者往往初发于稚童时,甚或累及终身,父母祖辈也常有患此病者。另素禀异质,在多种因素综合作用下,可激发本病,如吸入物尘螨、花粉、真菌、动物毛屑以及一些化学物质及空气污染物质,食物、气候变化、激烈运动、理化精神因素以及某些药物、妇女月经期诸多因素可以引发哮喘。

(二)外邪侵袭

外感风寒或风热诸邪,从口鼻皮毛而入,失于表散,内舍于肺,壅塞气道,肺失宣降而致哮鸣气急,夏秋季以风热或燥热之邪为多见,冬春季则以风寒为多见。或吸入花粉、烟尘、异味气体等,影响肺气宣发,以致津液凝聚,痰浊内蕴。

(三)饮食不当

贪食生冷,寒饮内停,或嗜食海鲜发物,腌、熏、烤制品,以及辛辣、过咸过甜等刺激性食物,或是某些药物导致伤脾呛肺,痰浊内生,上壅于肺,阻塞气道,痰气相搏而发生哮鸣喘促,故历代中医又有"食哮""鱼腥哮""卤哮""糖哮""醋哮""酒哮"等称谓。

(四)情志失调

素有伏痰,遇情志刺激,或悲、或喜、或怒、或思虑过度,脏腑功能受损,肝气冲逆犯肺,痰气交阻于肺而引发喘鸣。

(五)冲任失调

妇人行经前后,冲任失调,血虚气逆,肺失濡养;或是妊娠之后气机壅塞,升降失常,胎气上逆,均可导致肺气失利。

(六)劳倦过度

身体的过度疲劳或运动过度,脏腑功能失调,肺失宣降,气逆上冲,引动伏痰搏击气道而发。

(七)体虚病后

体质素弱,或病后体虚,致使肺气亏虚,阳虚阴盛,气不化津,痰饮内生;或阴虚火旺,炼液为痰,痰热交阻,肺失宣降所致。

五、病机

(一)发病

哮喘是临床常见病、多发病,并且发病率呈上升趋势。哮喘具有明显的家族聚集倾向。同时,又与饮食、生活、职业等环境因素密切相关。环境因素为激发因素,如吸入尘螨、花粉等;食入鱼、虾、牛奶和蛋类等;还有气候因素、精神因素等。哮喘发病具有急性发作期和缓解期之分,急性发作期又有轻、中、重、危重之别。

(二)病位

哮喘主要病位在肺。但与肾、脾、肝等有密切关系。

(三)病性

哮喘属本虚标实之证。本虚指先天禀赋不足,脏腑功能失调,由此导致宿痰内伏于肺。标实指外邪入侵、饮食失调、劳倦过度、冷暖不当或情志不畅等因素引发宿痰,致痰气交阻、肺失肃降、气道挛急。

(四)病势

哮喘患者多因先天禀赋不足,故大多自幼发病,随着年龄增长,肾之精气渐充,可使患儿逐渐向愈;若反复发病,或治疗失当,以致肾气更虚,摄纳失常,故时至中年即较难治愈。本病长年累月反复发作,可累及心、肾导致肺胀而出现心悸、水肿等危候;亦可因哮喘严重发作发生喘脱救治不及而死亡。

(五)病机转化

哮喘的发生,为痰瘀内伏于肺,复加外感、饮食、情志劳倦、烟雾刺激、污气侵袭等因素,以致痰阻气道,肺气上逆所致。痰瘀之所以产生,责之于肺不能布散津液、脾不能运输精微、肾不能蒸化水液,以致津液凝聚成痰,痰瘀互生,潜伏于肺,胶结不化,气机不畅,遂成为其发病的"宿根"。一旦内外合邪,则气随痰升,气因痰阻,相互搏击,壅塞气道,肺管狭窄,致使肺失宣降,哮喘由之而起。若因失治,迁延日久,寒痰伤及脾肾之阳,痰热耗灼肺肾之阴,可导致肺、脾、肾三脏俱虚,脏腑功能失调,气血津液生化受阻,水液代谢紊乱,出现本虚标实,甚则肺气欲竭或心肾阳衰,进而发生"暴喘""喘脱""水气凌心"或"痰迷心窍"等危候。

(六)证类病机

哮喘基本病机为本虚标实。本虚为内因,以肺虚、脾虚、肾虚为主;标实为外因,以风、寒、热、湿、痰、瘀为主。发作期以实证表现为主,缓解期以虚证表现居多。

1.寒哮证

寒痰伏肺,遇感触发,痰升气阻,以致呼吸急促而哮鸣有声。肺气郁闭,不得宣畅,则见胸闷憋气、咳嗽、咳痰。阴盛于内,阳气不能宣达,故见形寒怕冷。阴盛阳虚故口不渴而喜热饮。外寒每易引动内饮,故受风遇寒则病发。外邪内侵,肺失宣降,外窍不利则鼻痒、喷嚏、流清涕。若风寒犯肺,卫表失和则恶寒发热。

2.热哮证

恣食肥甘厚味,酿痰积热,或外感风热,致痰热壅肺,肺失清肃,肺气上逆,故呼吸急促,痰鸣如吼,咳嗽阵作。热蒸津液聚而生痰,痰热胶结,故咳痰稠厚不易咳出。痰火郁蒸则烦闷,汗出。病因于热,肺无伏寒,故不恶寒而口渴欲饮。舌质红,苔黄或黄腻,脉滑数或弦滑为痰热内盛之征。若风热犯肺则可见发热恶寒。

3.风哮证

符合风邪"善行数变"特点,突发突止,常有过敏史,因接触致敏源而发作或加重。发作前多有先兆,如鼻塞、鼻炎、打喷嚏,突然喘促气急,寒、热、痰不明显,一般痰少或无痰,时有阵咳,舌苔薄白,脉弦,证属风邪犯肺,气道挛急。

4.寒热错杂证

风寒犯肺,或寒痰伏肺,久则寒郁化热,寒热错杂。寒郁化热,痰热内阻,肺失宣降则咳嗽、咯黄痰或白色稠痰,痰胶黏难咯。风寒袭表,未能及时表散则见恶风畏寒,背部寒冷。邪犯肺卫,肺之外窍不利则打喷嚏、鼻痒。口干欲饮,舌质红,苔黄为郁热之象。

5.虚实错杂证

因哮喘反复发作,导致邪实而正虚。邪实者,痰浊内阻,肺气郁闭,肺失肃降而症见呼吸气急,喉中哮鸣,胸闷憋气,咳嗽,咳痰。若久哮不愈,肺气亏虚,肺卫不固,腠理不充,外邪易侵,则可见自汗、恶风、反复感冒。久哮不愈,病殃于脾,致脾失健运,故见脘腹胀闷,纳呆,乏力,便溏。若哮喘日久,下及于肾,导致肾亏,肾不纳气,于是证见动则喘甚,遇劳加重或诱发,腰膝酸软,毛发不华,头晕耳鸣。

6.肺虚证

由于肺气不足,卫气虚弱,不能充实腠理,外邪易侵,故自汗,怕风,常易感冒,每因气候变化而诱发。肺虚不能主气,气不化津,痰饮蕴肺,故气短声低,咳痰色白或清稀,面色㿠白,舌淡苔白,脉象虚细,皆属肺气虚弱之征。

7.脾虚证

由于脾气亏虚,健运失权,故食少脘痞,大便不实,常因饮食不当而引发。脾气亏虚,中气不足,则倦怠气短,语言无力。舌苔薄腻或白滑,质淡,脉象细软,皆属脾虚气弱之候。

8.肾虚证

哮喘日久,导致肾虚,摄纳失常,气不归元,故气短,动则喘甚,吸气不利。肾精亏乏,不能充养,则脑转耳鸣,腰酸腿软,劳累易发。若属肾阳亏虚则见外寒之征,阴虚则生内热之候。

六、辨证思路

哮喘的辨证,无论是急性发作期还是缓解期,均应把握其要点,即抓住构成证的元素——症状、体征的表现特点,以揭示证的内涵。

(一)急性发作期

哮喘发作期辨证,首先应着眼于寒热属性的辨析,审明正邪交争的过程中正虚与邪实的关系,这是辨证正确与否的关键所在。

哮喘发作时的表现往往大同小异,寒热存在于疑似之间,如何正确地区分寒热,是哮喘病候诊断的关键问题。可以从辨寒热的有无、寒热的喜恶、辨排泄物、辨舌、辨脉等方面进行辨别。中医学传统地认为,哮喘发作期为邪实,缓解期为正虚。遵循"未发时以扶正气为主,既发时以攻邪气为急"的治法进行辨治。长期临床实践表明,哮喘在发作期也存在着正虚的病机,采用扶正祛邪的治法往往可提高疗效。因此,哮喘急性发作期辨证时,除抓住邪实为主要矛盾外,还要辨别有无虚证的存在,它对指导立法、提高疗效具有重要意义。如为新病,表现为哮喘气粗声高,呼吸深长,呼出为快,脉象有力者,病性属实;如为久病,哮喘气怯声低,呼吸短促难续,吸气不利,脉细者,病性属虚。实证中,可是咳痰清稀或色白而如泡沫,口不渴,遇寒凉而发,背恶寒如掌大者,病性为寒痰;咳痰色黄而黏,排吐不利,烦闷不安,口渴喜饮,便秘者,病性为热痰。

(二)缓解期

哮喘缓解期辨证,应重点着眼于病位的辨识,根据以往发病情况以及缓解期症状的表现,从而确定具体的病位,辨别不同的证候类型。

哮喘缓解期,以正虚为主。从临床而言,哮喘缓解期辨证应紧紧围绕如下两个要点进行辨析。第一,辨既往发作的诱因。既往哮喘发作时的诱因常能客观地反应正虚的具体病位。如常因气候变化,感受风邪而诱发者,虚在肺卫;常因饮食不当或进食某一食物或饮料而诱发者,病在脾胃;常因过度疲劳而诱发者,病位在肾。第二,辨所见症状。若在缓解期患者出现某些相关的临床表现,诸如畏寒、自汗、怕风、纳呆、便溏、腰膝酸软或眩晕耳鸣等,可依此为线索,辨别虚在何脏。

哮喘治疗临床分发作期、缓解期,并有内治和外治之分。首先辨明哮喘之虚实,辨证施治一般遵循"急则治其标,缓则治其本"的原则,即发作期通常以治实为主,分别寒热,予以温化宣肺或清化肃肺,并予随症加减。缓解期多以治虚为主,但应注意虚实夹杂、本虚标实的特征,故治疗多采用标本兼顾,同时审明阴阳,分别脏腑,根据辨证而采用补肺、健脾、益肾等法。故在分型辨治的同时,主要分清寒热,抓住祛邪、补虚两个关键环节,即"发时治肺""缓时治肾",以冀减轻、减少或缓解其发作。

七、分证论治

(一)寒哮

1.症舌脉

喉中哮鸣有声,胸膈满闷,咳痰稀白,面色晦滞,形寒怕冷,口不渴或渴喜热饮,天冷或受寒易发。或有恶寒、发热、身痛。舌质淡,苔白滑,脉浮紧。

2.病机分析

寒痰伏肺,复因诱因触发,痰升气阻,壅塞气道,痰气搏击,故而呼吸急促,喉中哮鸣有声。肺气闭郁,不得宣畅,痰出不利而胸膈满闷,咳痰稀白。阴盛于内,阳气不得宣达,故有面色晦滞,形寒怕冷。病因于寒,内无郁热,口不渴或渴喜热饮。外寒引动内饮,故受寒易发。若因外感风寒而诱发,故可兼有恶寒、发热、身痛等表证。舌质淡,苔白滑,脉浮紧,为外有表寒,内有内饮之象。

3.治法

温肺散寒,化痰平喘。表寒甚者,重在宣散;里寒甚者,重在温化。

4.方药运用

(1)常用方:射干麻黄汤(《金匮要略》)加减。

(2)组成:射干、炙麻黄、干姜、细辛、清半夏、陈皮、紫菀、款冬花、苏子、前胡、白果。

(3)加减:痰壅喘逆不得卧者,加葶苈子、杏仁,或合用三子养亲汤;浮肿者,加茯苓、薏苡仁、车前子;哮病剧甚者,可合冷哮丸或在密切观察下服用紫金丹;表证明显者,可改用小青龙汤加减。

(4)常用中成药:①小青龙合剂,每次 10～20 mL,每天 3 次。解表化饮,止咳平喘。用于风寒水饮,恶寒发热,无汗,喘咳痰稀。②橘红丸,小蜜丸每次 12 g,大蜜丸每次 2 丸,每天 2 次。清肺,化痰,止咳。用于咳嗽痰多,痰不易出,胸闷口干。

5.针灸治疗

(1)主穴:肺俞、膻中、膏肓俞。

(2)配穴:定喘、天突、中脘、丰隆。

(3)手法:毫针刺,用平补平泻法。留针 30 分钟,其间行针 1～2 次。

(4)功能:宣肺散寒,止哮平喘。

(5)主治:寒哮。

6.临证参考

本证患者多为素体阳虚,痰从寒化,或感受寒邪而成。在治疗过程中,如能及时给予温肺散寒、化痰平喘之剂,使表寒得以宣散,里寒得以温化,病情可得以控制。如迁延日久,损伤正气,由肺及肾,可形成虚哮,或为上盛下虚之证。如过用温燥、温散之剂,又可使痰从热化,转化为热哮。砒制剂在一般情况下不用,若必须用时应严格掌握剂量,每次不超过 150 mg,冷茶送服,忌饮酒,连服 5 天至 7 天,密切观察服药后反应。本品不可久服。服药后见呕吐、腹泻等症者,应立即停药。如治疗后患者哮喘持续不解,喉中痰鸣如鼾,声低,气短不足以息,面色苍白,汗出肢冷时,治疗当以标本同治,既要祛邪,又要扶正。同时,治疗过程中,使用麻黄、细辛、干姜等辛散之品,其剂量要因时、因地、因人而有所变化。

(二)热哮

1.症舌脉

喉中哮鸣有声,气促息涌,胸膈烦闷,呛咳阵作,痰黄黏稠,不易排出,面红,伴有发热,心烦口渴。舌质红,苔黄腻,脉滑数。

2.病机分析

肺内素有邪热痰伏,又因外邪侵犯,致使肺失清肃,肺气上逆,阻塞气道,故喉中哮鸣有声,气促息涌,胸膈烦闷,呛咳阵作。火热壅盛,热蒸液聚生痰,痰热胶结于肺,故痰黄黏稠,不易咯出。痰热郁蒸于内,故可见面红、发热、心烦。病因于热,邪热灼津,故口渴喜冷饮。舌质红,苔黄腻,脉滑数,为痰热内盛之象。

3.治法

清热宣肺,化痰平喘。表热宜清宣,痰热宜清化,火郁宜清降。

4.方药运用

(1)常用方:定喘汤(《摄生众妙方》)加减。

(2)组成:炙麻黄、黄芩、桑白皮、杏仁、白果、生石膏、地龙、瓜蒌、款冬花、鱼腥草。

(3)加减:痰鸣喘息不得卧、腑气不通者,加大黄、葶苈子;痰黄黏稠者,加败酱草、海蛤粉;口渴欲饮者,加知母、芦根。

(4)常用中成药:①祛痰灵,每次 30 mL,每天 3 次;2 岁以下,每次 15 mL,每天 2 次;2~6 岁,每次 20 mL,每天 2 次;6 岁以上,每次 30 mL,每天 2~3 次,或遵医嘱。清热,化痰,止咳。用于痰热咳嗽,喉中有痰声,痰多、质黏厚或稠黄,咯吐不爽,或有热腥味,面赤,或有身热,口干欲饮。舌苔薄黄腻,质红,脉滑数。服药期间忌食辛辣、油腻食物,便溏者慎用。②银黄口服液,每次1～2支,每天3次。清热解毒。用于上呼吸道感染,急性扁桃体炎,咽炎。忌辛辣、鱼腥食物。不宜在服药期间同时服用温补性中成药,脾气虚寒见有大便溏者慎用。③双黄连口服液,每次20 mL,每天3次。疏风解表,清热解毒。用于外感风热所致的感冒、发热、咳嗽、咽痛。忌烟、酒及辛辣、生冷、油腻食物。不宜在服药期间同时服用滋补中药。风寒感冒者不适用。

5.针灸运用

(1)主穴:列缺、尺泽、少商。

(2)配穴:丰隆、膻中、定喘。

(3)手法:取手太阴经穴,毫针刺,用泻法。

(4)功能:清热宣肺,止哮平喘。

(5)主治:热哮。

6.临证参考

本证以痰热郁肺为主,多为感受热邪,或素体阳盛,痰从热化而成。若及时给予清热宣肺、化痰定喘之剂,使痰热得以清化,表热得以清宣,火郁得以清降,病情即可得以控制。治疗时不宜过用苦寒、寒凉之品,以免损伤中阳。由于邪热易于劫灼津液,用药当时时顾护阴津。临床上常见风寒外束、痰热内郁之寒包热证,即俗称"寒包火",症见喉中哮鸣,呼吸急促,痰黄难咯,烦躁,口渴,伴有恶寒、发热、身痛等,可选择厚朴麻黄汤或大青龙汤加减治疗。对于病久正虚,虚中夹实,阴虚痰热者,当予养阴清热、敛肺化痰之剂,可选用麦门冬汤加减。治疗热哮时,常用定喘汤、越婢加半夏汤,两者的主要区别在于:前者以痰热郁肺为主,而表证不著;后者则以肺热内郁,外有表证。

(三)风哮

1.症舌脉

发作突然,突发突止,喘促气急,喉中哮鸣有声,时有阵咳,痰量极少或无痰。发作前多有先兆,如鼻痒、咽痒、喷嚏。常有过敏史当接触致敏原而加重复发。舌淡苔白,脉弦。

2.病机分析

哮喘患者宿有痰浊伏肺,复因感受风邪,风邪犯肺,肺失宣降,气道挛急而发哮喘。"风善行而数变",故哮喘发作突然,突发突止。"风盛挛急",当风邪犯肺,肺失宣降,则气道挛急,肺气上逆,故患者喘促气急,喉中哮鸣有声。气道挛急,肺气不能宣畅,故咳嗽。风为阳邪,最易侵袭在上之孔窍,风盛则痒,故见鼻痒、喷嚏、流涕。舌淡苔薄白,脉弦为风邪犯肺,肺失宣降,气道挛急之征。

3.治法

疏风解痉,止咳平喘。

4.方药运用

(1)常用方:黄龙解痉平喘汤(晁恩祥经验方)加减。

(2)组成:炙麻黄、杏仁、苏叶、蝉蜕、前胡、地龙、白果、白芍、五味子、牛蒡子、石菖蒲。

(3)加减:胸闷明显或闷痛者,加瓜蒌、薤白;鼻塞流涕重者,加荆芥、防风、辛夷;喉中痰鸣如水鸡声,倚息不能平卧者,加射干、葶苈子。

(4)常用中成药:止喘灵注射液,每次2 mL,肌内注射,每天2～3次,1～2周为1疗程;7岁以下儿童酌减,或遵医嘱。平喘,止咳,祛痰。用于哮喘、咳嗽、胸闷痰多、支气管哮喘、喘息性气管炎。青光眼禁用。

5.针灸治疗

(1)主穴:列缺、尺泽、少商、合谷、曲池、风池。

(2)配穴:丰隆、膻中、定喘。

(3)手法:毫针刺,用平补平泻法。留针30分钟,中间行针1～2次。

(4)功能:宣肺祛风,止哮平喘。

(5)主治:风哮。

6.临证参考

本证常见于素有"宿根"的患者。一般而言,患者每次哮喘的发作均有一定的季节性,而且有一定的诱因。此类患者,予祛风解痉、止咳平喘治疗,使风散挛解,肺气得以宣降,多可在两周内缓解。若失治误治,以致正气损伤,少数患者可出现喘憋严重,口唇发绀明显,大汗淋漓的哮喘危证。风哮患者多既往有过敏史、治疗有应用激素的病史,有速发速止、反复发作、变化迅速的特点,因此临床上除尽量使患者脱离过敏环境外,尚应密切观察病情变化,以防发生呼吸困难、气息急促、唇甲发绀、颜面苍白,四肢逆冷等哮喘危象。在治疗应以祛邪为主,可根据患者的不同表现,选择一些虫类药物,如全蝎、蜈蚣等,以增强祛风解痉的作用。麻黄为治喘要药,生麻黄发散力大,成人哮喘可用至9 g。若不用发散可改用炙麻黄,剂量一般在15 g以下,要注意有对麻黄过敏者。

(四)痰哮

1.症舌脉

哮喘喉如拽锯,喘咳胸满,不能平卧,发作时无痰或少痰,痰黏难咯,发后则痰多咳嗽,痰出而哮喘缓解,舌苔厚,脉滑实。

2.病机分析

痰浊阻肺,阻塞气道,肺失清肃,肺气上逆,故哮喘胸满,不能平卧。痰浊内阻,气道挛急,故喉如拽锯,痰黏难咯。舌苔厚浊,脉滑实,亦为痰浊内壅之征。

3.治法

涤痰利窍,降气平喘。痰阻气逆,肺失宣降,气道壅阻,故须涤痰以利窍,降气以平喘。

4.方药运用

(1)常用方:麻杏二三汤(焦树德经验方)加减。

(2)组成:麻黄、杏仁、半夏、橘红、苏子、白芥子、石菖蒲、沉香、葶苈子、全瓜蒌、僵蚕、蝉蜕。

(3)加减:痰少而气粗便秘者,可加桑白皮、地龙;哮喘一发即痰吐不绝者,可加皂角、莱菔子;苔白厚腻、口黏脘胀者,加苍术、厚朴;痰壅喘急,不能平卧者,可暂予控涎丹。

(4)常用中成药:①鲜竹沥水,每次 15～30 mL,每天 2 次,小儿酌减,或遵医嘱。清热镇惊,润燥涤痰。用于咳嗽痰多,气喘胸闷,以及小儿痰热惊风等症。②祛痰灵口服液,成人每次 30 mL,每天 3 次;2 岁以下小儿每次 15 mL,每天 2 次;2～6 岁小儿每次 20 mL,每天 2 次;6 岁以上小儿每次 30 mL,每天 2～3 次,或遵医嘱。清热,化痰,止咳。用于肺热痰喘、咳嗽痰多、痰稠而黄、口渴咽痛。便溏者忌用。

5.针灸运用

(1)主穴:列缺、尺泽、少商、丰隆、膻中、定喘。

(2)配穴:肺俞、膈俞。

(3)手法:毫针刺,用泻法。留针 30 分钟,中间行针 1～2 次。

(4)功能:宣肺化痰,止咳平喘。

(5)主治:痰哮。

6.临证参考

本证为常见证类之一,以痰气壅实为主,寒与热俱不显著为特征,临床上随着病程的演变,可出现痰从寒化、热化的不同情况,治疗应灵活掌握。同时,痰壅气阻,往往影响血液的运行,致血行不畅,因此可少佐柴胡、香附、丹参、全蝎等疏肝理气、活血化瘀之品。由于用药多辛温,易伤津化热,故应中病即止。若痰瘀互结而难愈,屡愈屡发,损伤正气,病及与心,可转化为肺胀。

(五)瘀哮

1.症舌脉

哮喘痰鸣,反复不愈,胸闷胁痛,唇甲青紫,面色晦黯,胸高喘满,或有轻度浮肿,女子月经不调、经血黯红或紫黯,舌紫黯或有瘀斑,脉沉涩。

2.病机分析

哮喘久发,肺气不利,正虚邪实,或肝肺气机不畅,气血失和,由气虚、气滞或痰阻而致血行不畅。瘀血与痰浊互结内阻,肺气不利,故哮喘痰鸣,反复不愈。肝脉布两胁,肝气不舒,气滞血瘀,故兼见胸闷胁痛,唇甲青紫,面色晦黯。瘀血痰阻,肺失宣降,肺络瘀阻,气机壅阻,故胸高喘满。瘀血阻闭,血行不畅,故女子月经不调、经血黯红或紫黯。舌紫黯或有瘀斑,脉沉涩,为瘀血内阻之征。予活血化瘀行气之品,使血行痰消,气血调畅,瘀血得除,病情能够得以控制。

3.治法

活血化瘀,降逆平喘。

4.方药运用

(1)常用方:血府逐瘀汤(《医林改错》)加减。

(2)组成:桃仁、当归、红花、赤芍、川芎、牛膝、柴胡、枳壳、地龙、苏子、大黄、桔梗、半夏。

(3)加减:痰多色白者,加瓜蒌、陈皮、石菖蒲;痰多色黄者,加黄芩、鱼腥草;气虚血瘀者,加黄芪;兼有肝经郁热者,加牡丹皮、郁金。

(4)常用中成药:①复方丹参注射液,4～10 mL加入5％的葡萄糖注射液100～500 mL内静脉滴注,亦可加入25％葡萄糖溶液20 mL中静推,每天1次。亦可每次2 mL,肌内注射,每天1～2次,一般以2～4周为1疗程。祛瘀止痛,活血通经。用于哮喘反复不愈,胸闷胁痛,唇甲青紫,面色晦黯,女子月经不调、经血黯红或紫黯,舌紫黯或有瘀斑,脉沉涩。②川芎嗪注射液,40～80 mg加入5％葡萄糖注射液或氯化钠注射液250～500 mL中,静脉滴注,每天1次,10天为1疗程,一般使用1～2个疗程。适用于瘀哮证。脑出血及有出血倾向的患者忌用。不适于肌肉大量注射。静脉滴注速度不宜过快。③复方丹参滴丸,口服或舌下含服,每次10丸,每天3次,4周为1个疗程;或遵医嘱。活血化瘀,理气止痛。用于气滞血瘀所致的胸痹喘憋,症见胸闷,心前区刺痛者。孕妇慎用。

5.针灸运用

(1)主穴:列缺、尺泽、少商、鱼际、血海、膈俞。

(2)配穴:丰隆、定喘。

(3)手法:毫针刺,用平补平泻法,留针 30 分钟,中间行针 1～2 次。

(4)功能:活血化瘀,化痰平喘。

(5)主治:瘀哮。

6.临证参考

瘀哮临证时当首辨虚实。有虚致实者,有实致实者。虚者有气虚、阳虚及阴虚;实者有气滞、痰浊等。若病久突见胸憋闷窒,面唇青紫,甚至昏厥、停息,为痰瘀闭窍之变证,可按变证治疗。

八、按主症辨证论治

(一)哮并发热

哮喘初起,初受外邪,邪气在表,症见哮喘兼见发热,临床多分为风寒束肺、热在肺卫等症。

1.风寒束肺

(1)临床表现:恶寒发热,恶寒重,发热轻,无汗,喉中哮鸣有声,咳痰稀白,面色晦滞,头项强痛,鼻塞声重,口不渴,肢节酸痛,舌苔薄白,脉象浮紧。

(2)治法:辛温解表。因风寒之邪外束肌表,腠理闭塞,太阳经气不舒,故须辛温解表,发散风寒,宣肺平喘。

(3)方药运用。

常用方:麻黄汤(《伤寒论》)加减。

组成:麻黄、桂枝、杏仁、甘草、苏子、前胡。

加减:痰多者,加葶苈子,或合用三子养亲汤;浮肿者,加茯苓、薏苡仁、车前子;喘剧者,可合冷哮丸或在密切观察下服用紫金丹。

常用中成药:九味羌活丸,每次 6～9 g,姜葱汤或温开水送服,每天 2～3 次。解表除湿。用于恶寒发热,无汗,头痛口干,肢体酸痛。

(4)针灸运用。

主穴:合谷、风池、风门、鱼际、肺俞、膻中。

配穴:定喘、天突、中脘。

手法:留针 30 分钟,中间行针 1～2 次。

功能:解表散寒,宣肺平喘。

主治：哮喘兼见发热。

（5）临证参考。

本证为风寒束肺，肺气不降。因此，在治疗时，选用了发汗解表的麻黄、桂枝，同时也要加用降气化痰平喘的杏仁、苏子、前胡。方中麻黄、桂枝为辛温发汗解表的峻药，对于气虚、老年人、形体虚弱的应慎用；如喘而有汗、喘不甚重者，可用桂枝加厚朴杏子汤调和营卫、下气平喘。本证治疗一般先以发汗解表为主，次以降气平喘为法。

2.热在肺卫

（1）临床表现：发热，恶风，头痛，喉中哮鸣有声，气促息涌，咳嗽痰黄黏稠，不易排出，汗出，舌红苔薄黄，脉浮数。

（2）治法：疏风清热，宣肺平喘。

（3）方药运用。

常用方：桑菊饮（《温病条辨》）加减。

组成：桑叶、菊花、连翘、薄荷、桔梗、杏仁、生甘草、前胡、枇杷叶、瓜蒌。

加减：咳甚者，加鱼腥草、枇杷叶、浙贝母、矮地茶；热邪较甚、身热口渴明显者，加石膏、黄芩、知母；咽痛明显加射干；若风热伤络，出现鼻血或痰中带血丝者，加白茅根、藕节；热伤肺津，咽燥口干，舌质红，酌加南沙参、天花粉清热生津。

常用中成药：①桑菊银翘散，每次 10 g，每天 2～3 次。辛凉透表，宣肺止咳，清热解毒。用于外感风热，发热恶寒，头痛咳嗽，咽喉肿痛。忌烟、酒及辛辣、生冷、油腻食物。不宜在服药期间同时服用滋补性中成药。②柴胡口服液，每次 1～2 支，每天 3 次。解表退热。用于风热发热。忌烟、酒及辛辣、生冷、油腻食物。不宜在服药期间同时服用滋补性中成药。

（4）针灸运用。

主穴：肺俞、合谷、风池、风门、膻中。

配穴：定喘、天突、大椎。

手法：留针 30 分钟，中间行针 1～2 次。

功能：解表退热，宣肺平喘。

主治：哮喘兼见发热。

（5）临证参考。

本证治疗以疏风清热平喘为主，表解之后，多能使哮喘缓解。若邪热袭肺，则易伤阴液。哮喘正发之时，滋阴增液，易致邪气内留，应权衡利弊，待邪热缓解，再投滋养之品，调理善后，可用《温病条辨》沙参麦冬汤加减。基本方为：沙参、麦冬、扁豆、桑叶、玉竹、甘草、天花粉。

(二)哮并咳嗽

哮喘肺失宣肃,肺气上逆,症见哮喘兼见咳嗽为主要表现。临床可分为风邪犯肺、风寒袭肺、风热犯肺、外寒内饮等证。

1.风邪犯肺

(1)临床表现:咳嗽反复发作,时发时止,多于清晨、夜晚发作、遇冷空气、异味诱发或加重。伴或不伴喉中哮鸣,咳嗽痰少或无痰。发作前多有鼻痒、咽痒、打喷嚏等。舌淡苔白,脉弦。

(2)治法:疏风宣肺,缓急解痉,利咽止咳。

(3)方药运用。

常用方:苏黄止咳汤(晁恩祥经验方)加减。

组成:炙麻黄、杏仁、紫菀、苏叶、苏子、炙枇杷叶、蝉蜕、前胡、地龙、五味子、牛蒡子。

加减:咳嗽气急明显者,加乌梅、白芍;鼻塞流涕、喷嚏明显者,加辛夷、苍耳子;兼寒者,加荆芥、防风、桂枝;兼热者,加金银花、连翘、黄芩;兼燥者,加沙参、麦冬。

常用中成药:苏黄止咳胶囊,每次 3 粒,每天 3 次。疏风宣肺,缓急止咳利咽。用于咳嗽变异性哮喘。

(4)针灸运用。

主穴:列缺、尺泽、合谷、曲池、风池。

配穴:丰隆、膻中、定喘。

手法:毫针刺,用平补平泻法。留针 30 分钟,中间行针 1~2 次。

功能:宣肺祛风,止咳平喘。

主治:风哮咳嗽。

(5)临证参考。

哮喘之风邪犯肺所致的咳嗽,具有速发速止、反复发作、变化迅速、呈挛急性阵咳的特点,反映其风邪之性,即有"风善行数变"、"风盛挛急"、应用疏风药有效的特点,故认为该病系以风为本,所以总的原则系从风论治。除了运用以上祛风药外,可根据患者的不同表现,选择一些虫类药物,如全蝎、蜈蚣等,以增强祛风解痉的作用。

2.风寒袭肺

(1)临床表现:咳嗽,痰稀薄色白,喉中哮鸣有声,咽痒,常伴鼻塞、流清涕、打喷嚏,舌苔薄白,脉浮。

(2)治法:疏风散寒,宣肺止咳平喘。

(3)方药运用。

常用方:杏苏散(《温病条辨》)加减。

组成:苏叶、杏仁、前胡、桔梗、枳壳、陈皮、半夏、茯苓、甘草、生姜、大枣。

加减:咳嗽较甚者,加金沸草、紫菀;咳而气急者,加麻黄、苏子宣降肺气;表邪较甚者,可酌加防风、羌活;喘重可加麻黄、杏仁。

常用中成药:①龙咳喘宁胶囊,每次 5 粒,每天 3 次。止咳化痰,降气平喘。用于风寒或痰湿阻肺引起的咳嗽、气喘、痰涎壅盛等症。临床中外感风热忌服;服药期间忌烟、酒、猪肉、生冷。②蛇胆陈皮液,每次 10 mL,每天 3～4 次。散风顺气,止咳化痰。用于风寒袭肺起的咳喘、痰多等症。临床中风热咳嗽、肝火犯肺、阴虚咳嗽患者不可滥用。

(4)针灸运用。

取手太阴、手阳明经穴为主。

主穴:肺俞、列缺、合谷。

配穴:定喘、天突。

手法:毫针浅刺用泻法,留针 30 分钟,中间行针 1～2 次。

功能:疏风散寒,止咳平喘。

主治:哮喘兼见咳嗽。

(5)临证参考。

若外寒内热,症见咳嗽声重,痰稠不易咯出,咳引胸痛,恶寒鼻塞,或有身热,口渴咽痛,甚则气逆而喘,舌苔白腻而黄,舌质红,脉滑数。此证为风寒外束,肺热内郁所致,俗称"寒包火喘"。治宜散寒清热、宣肺平喘,用麻杏石甘汤。此证与燥邪伤肺不同,不宜早投清润之剂。若风寒兼湿,证见咳嗽痰多,兼有胸脘作闷,舌苔白腻,脉濡。此为湿邪内郁,复感风寒之邪,肺气失于宣畅所致。治宜疏散风寒,兼于燥湿祛痰,用杏苏散加厚朴、苍术之类。若风寒夹饮,主要症状与风寒证相同,但见咳逆上气,胸闷气急,舌质淡红,苔薄白滑利,脉浮紧或弦滑,此属风寒外来,饮邪内犯,肺失宣降而发咳嗽,治宜疏散风寒以除表邪,温化寒饮以逐内患,用小青龙汤加减。

3.风热犯肺

(1)临床表现:喉中哮鸣有声,气促息涌,呛咳阵作,咳嗽痰稠或黄稠,咳痰不爽,口干,咽喉疼痛,鼻流黄涕,汗出,恶风,头痛,舌红苔薄黄,脉浮数。

(2)治法:疏风清热,宣肺止咳平喘。

(3)方药运用。

常用方:桑菊饮(《温病条辨》)加减。

组成:桑叶、菊花、薄荷、杏仁、桔梗、甘草、连翘、芦根。

加减:咳甚者加鱼腥草、枇杷叶、浙贝母、矮地茶;若热邪较甚,身热口渴明显者,加黄芩、知母、金银花加强清泄肺热之力;咽痛明显加射干;若风热伤络,出现鼻血或痰中带血丝者,加白茅根、藕节;热伤肺津,咽燥口干,舌质红,酌加南沙参、天花粉清热生津。

常用中成药:急支糖浆,每次 20~30 mL,每天 3~4 次,小儿酌减。清热化痰,宣肺,止咳,平喘。用于风热犯肺、痰热阻肺等症。临床中服药期间忌食辛辣燥热之品,咳嗽属寒者忌服。

(4)针灸运用。

取手太阴、手阳明经穴为主。

主穴:肺俞、合谷、风池。

配穴:定喘、天突、大椎。

手法:毫针浅刺用泻法,留针 30 分钟,中间行针 1~2 次。

功能:疏风退热,止咳平喘。

主治:哮喘兼见咳嗽。

(5)临证参考。

若风热兼湿,证见喘促,咳嗽痰多,胸闷汗出,舌苔白腻中黄,脉濡数,此为风热夹湿蕴蒸,邪在上焦,肺气失肃所致,宜于桑菊饮中加入杏仁、薏苡仁之类,以宣气化湿。若风热夹暑,证见喘促胸闷、心烦口渴,溺赤,舌质红苔薄,脉濡数。由于外感风热,夹时令之暑湿,侵犯上焦,肺气不宣,其邪不能从汗外泄所致。宜用香薷、前胡、鲜藿香、佩兰、六一散之类,以疏风解暑。

4.外寒内饮

(1)临床表现:喘急胸闷,喉中哮鸣有声,形寒肢冷,背冷,口不渴,咳嗽痰多稀薄起沫,或恶寒发热,口干,舌苔白腻或水滑,脉浮滑或弦滑。

(2)治法:解表散寒,温肺化饮。

(3)方药运用。

常用方:小青龙汤(《伤寒论》)加减。

组成:麻黄、桂枝、细辛、干姜、五味子、半夏、紫菀、款冬花。

加减:表邪明显者,加紫苏子、生姜;痰多者加白前、杏仁、葶苈子;化热者加生石膏。

常用中成药:寒喘丸,每次 3～6 g,每天 2 次,小儿酌减。止嗽定喘,发散风寒。用于咳嗽痰盛,哮喘不止。不宜久服。阴虚火旺、壮热燥咳、咯血、肺痈、热厥等禁用。服药时忌食寒凉生冷。

(4)针灸运用。

取手足太阴经穴为主。

主穴:肺俞、太渊、章门、太白。配穴:定喘、丰隆。

手法:毫针刺用平补平泻法或加灸,留针 30 分钟,中间行针 1～2 次。

功能:温肺散寒,化饮平喘。

主治:哮喘兼见咳嗽。

(5)临证参考。

如外邪已解,而咳喘未除者,可去桂枝以减缓发散之力,麻黄蜜炙以偏重宣肺平喘;如为素体阳虚,外有风寒,内有痰饮,而不宜发散者,可用六君子汤加干姜、细辛、五味子。小青龙汤为治疗外寒内饮的有效方剂,但不能认为有效就长期服用,因为方中有麻黄、桂枝、细辛、干姜等气味辛温的药物,虽有五味子味酸以收敛,但其发散之力仍很强烈。因此,老年人、肾气不足的病人长期服用,可能会出现阳气上亢或燥烈伤阴的证候。

(三)哮并痰多

哮喘肺失清肃,痰阻气道,症见哮喘兼见咳嗽痰多,临床多分为痰热蕴肺、痰湿阻肺等症。

1.痰热蕴肺

(1)临床表现:喉如拽锯,呼吸急促,喘息不停,喉中痰声漉漉,痰黄黏稠不易咯出,胸中烦热,口渴喜冷饮,舌质红,苔黄腻,脉滑数。

(2)治法:清热化痰,宣肺平喘。

(3)方药运用。

常用方:清金化痰汤(《统旨方》)加减。

组成:桑白皮、黄芩、杏仁、栀子、川贝母、瓜蒌、桔梗、麻黄、地龙。

加减:痰黄如脓或腥臭者,加鱼腥草、苇茎、板蓝根;喘憋不能平卧加葶苈子、射干;便秘不通者,加大黄、芒硝;热重加生石膏。

常用中成药:双黄连粉针剂,3 g 加入 5％葡萄糖注射液 250 mL 中,静脉滴注,每天 1 次。清热解毒,清宣透邪。用于发作期痰热蕴肺证。

（4）针灸运用。

取手足太阴经穴为主。

主穴：肺俞、太渊、天突。

配穴：大椎、定喘、丰隆。

手法：毫针刺用平补平泻法，留针30分钟，中间行针1～2次。

功能：清热化痰，宣肺平喘。

主治：哮喘合并痰多。

（5）临证参考。

本证是痰热为患，临证时要视痰与热的轻重不同程度，采取重化痰或侧重清热的不同治疗。一般而言，因痰郁而热者，侧重化痰；因热而生痰者，则侧重清热。本证最易迁延不愈，有的患者可延续几个月甚至几年或几十年而不愈，而且，在治疗发展过程中，容易出现伤阴症状。

2.痰湿阻肺

（1）临床表现：哮喘喉如拽锯，喘咳胸满，喘而胸满窒闷，甚则倚息不能平卧，痰多黏腻，咯吐不利，恶心纳呆，舌苔白厚腻，脉滑。

（2）治法：化痰除湿，降逆平喘。

（3）方药运用。

常用方：二陈汤（《太平惠民和剂局方》）合三子养亲汤（《韩氏医通》）加减。

组成：陈皮、陈半夏、茯苓、甘草、苏子、白芥子、莱菔子、枳壳、紫菀、款冬花。

加减：痰多气逆、喉中痰声漉漉、不能平卧者，加葶苈子、桑白皮；咳痰略黄有化热之象者，加黄芩、瓜蒌仁。

常用中成药：麻杏止咳片，每次3片，每天3次。止咳，祛痰，平喘。用于支气管哮喘咳嗽及喘息。孕妇禁用。忌烟、酒及辛辣、生冷、油腻食物。不宜在服药期间同时服用滋补性中药。高血压、心脏病患者慎服；脾胃虚寒泄泻者慎服。

（4）针灸运用。

取手足太阴经穴为主。

主穴：肺俞、太渊、章门、太白。

配穴：脾俞、定喘、丰隆。

手法：毫针刺用平补平泻法或加灸，留针30分钟，中间行针1～2次。

功能：燥湿化痰，宣肺平喘。

主治：哮喘合并痰多。

（5）临证参考。

痰湿之患，既可由气滞而致，又可导致气滞，因此，治疗时要注意顺气，气顺则一身之津液亦随气而顺。本证若日久不愈，出现肺脾两伤证候，表现为喘息气短，动作加重，少气懒言，不思饮食，后背恶寒，胃脘痞闷，大便稀溏，舌淡红苔白或腻，脉虚弦。宜健脾补肺，佐以化痰，但以补脾为主。方用六君子汤或升阳除湿汤（《脾胃论》）加减。基本方为：人参、白术、茯苓、甘草、半夏、陈皮、黄连、苏子、干姜。

本证若见痰饮水湿上犯于心肺，症见呼吸骤急，不能平卧，咳嗽阵作，吐白色泡沫痰，面色苍白汗出，口唇发绀，心悸怔忡，尿少浮肿，舌黯苔白，脉沉细数。则治以温阳化痰、泻肺行水之法，方用真武汤合葶苈大枣泻肺汤加减，基本方为：附子、桂枝、茯苓、生姜、白术、葶苈子、大枣、桑白皮、泽泻。

九、急证处理

哮喘急症为重度哮喘，表现为喘憋剧甚，张口抬肩，精神紧张，大汗淋漓，持续时间较久，一般药物难以控制，往往发展成为喘脱。急宜扶阳固脱、镇摄肾气，可用参附汤送服黑锡丹、蛤蚧粉；若伴气阴欲竭者，可去附子，加西洋参、五味子等益气养阴；汗多气逆加龙骨、牡蛎敛汗固脱。确属寒哮者，治疗亦可选用紫金丹，本方是南宋许叔微所著《普济本事方》书所载，是治疗寒哮的名方，为历代医家所喜用。原方由生白砒和淡豆豉组成，白砒为大热大毒之药，医生用之得当可取得立竿见影的功效。内服有祛痰平喘的作用，对寒哮急性发作确有显效，但必须严格掌握剂量，并且久服毒性有积累作用，禁忌仿用或乱用。

十、变证治疗

哮喘的变证主要为喘脱证，为哮喘发作期患者，由于失治或误治，造成正气衰微，摄纳失常，而出现的急危重症，应采取综合措施，及时抢救患者。现将其常见证类分述如下。

（一）心肾阳脱

1.临床表现

哮喘过程中突然喘逆剧甚，汗出淋漓，四肢厥冷，心慌动悸，面青唇紫，气短难续，舌黯胖苔腻，脉数欲绝。

2.治法

回阳救脱，化痰活血。

3.方药运用

(1)常用方:参附汤(《正体类要》)加减。

(2)组成:西洋参(或人参)、制附片、炮姜、五味子、白果、石菖蒲、郁金。

(3)常用中成药:参附注射液,50 mL 加入 5% 葡萄糖注射液 500 mL 中,静脉滴注。用量用法视病情而定。回阳救逆。用于哮喘心肾阳脱者。

4.临证参考

此类患者由于病程较久,尤其是长期依赖激素,多出现心肾阳虚之象,为急危重症,治疗贵在速效,能以 1～2 剂药扭转病机,药可频频饮服,也可以上方药送服黑锡丹。但黑锡丹内含铅,只宜急救,不可久服。

(二)气阴将竭

1.临床表现

喘促痰鸣,鼻煽颧红,汗出黏手,神志昏昧,舌红少津,脉细数。

2.治法

益气养阴,敛汗固脱。

3.方药运用

(1)常用方:生脉散(《内外伤辨惑论》)加减。

(2)组成:西洋参(或人参)、麦冬、五味子、丹参、煅牡蛎、煅龙骨、山萸肉。

(3)常用中成药:生脉注射液,50 mL 加入 5% 葡萄糖注射液 500 mL 中,静脉滴注。用量用法视病情而定。益气养阴固脱。用于哮喘气阴将竭之证。

十一、疗效评定标准

参照中华医学会呼吸病学分会哮喘学组制定的《支气管哮喘防治指南》疗效评定标准。

(一)临床控制

哮喘症状完全缓解,即使偶尔有轻度发作不需用药即可缓解。FEV_1(或 PEF)增加量>35%,或治疗后 FEV_1(或 PEF)≥80%预计值。PEF 昼夜波动率<20%。

(二)显效

哮喘发作较前明显减轻,FEV_1(或 PEF)增加量范围 25%～35%,或治疗后 FEV_1(或 PEF)达到预计值 60%～79%,PEF 昼夜波动率>20%,仍需用糖皮质激素或支气管扩张剂。

(三)好转

哮喘症状有所减轻。FEV_1（或 PEF）增加量范围 $15\% \sim 24\%$，仍需用糖皮质激素（和）支气管扩张剂。

(四)无效

临床症状和 FEV_1（或 PEF）测定值无改善或反而加重。

十二、预后与转归

一般的哮喘发作经及时的治疗，症状、体征可以很快消失，但若治疗失当，或反复复发，缠绵不愈，可导致肺功能损害和肺气肿，甚至导致肺心病。可使患者丧失劳动力和影响生活质量。

重度支气管哮喘是哮喘病的一个危重急症，严重危害患者的生命安全，故治疗上应予足够的重视。应予中西医结合治疗，给予氧疗，足量敏感的抗生素抗感染，大量激素进行抗感染治疗，及时对患者进行血气监测，及时有效治疗呼吸衰竭，以挽救患者生命。

第八章

内伤发热

　　内伤发热是指以内伤为病因，以气血阴阳亏虚、脏腑功能失调为基本病机，以发热为主要临床表现的病证。临床上多表现为低热，也可表现为高热；一般起病较缓、病程较长。此外，有的患者仅自觉发热或五心烦热，而体温并不升高，亦属于内伤发热的范围。

　　内伤发热由各种病因所致，其涉及范围甚广。如劳思过度、情志不畅、饮食不节、房劳过度、阴精亏耗、阳气虚衰、痰湿停滞、瘀血内阻、久病失血，均可导致脏腑气血阴阳失调而引发本病证。常见有阴虚、阳虚、气虚、血虚、血瘀、气滞、湿阻等，并以虚实兼夹之证为多。内伤发热的病位在脾、胃、肝、肾，其中以脾、肾为主。病性以虚为主，亦可见有实证，常虚实夹杂，其虚为脏腑阴阳气血亏虚，其实为气滞、血瘀、痰湿阻滞。总的趋势是始则病气，继则病痰湿血瘀，既可由脾及肾，又可由肝犯脾、由脾及肝，亦可由肝及肾，证型之间可以相互转化。中医治疗内伤发热有其特色与优势，以药物治疗为主，还可配合针灸、饮食调护等。根据气血阴阳亏虚、脏腑功能失调的基本病机，虚证治法包括益气健脾、甘温除热、养血清热、滋阴清热、温补阳气、引火归元等；实证治法包括疏肝理脾、解郁清热、活血化瘀、利湿清热、宣畅气机等。

　　内伤发热是临床上常见的病证，是与外感发热相对应的一类发热，可见于多种疾病中。西医学无内伤发热之名，而以发热统论之。西医学的原因不明发热（或称发热待查，fever of undetermined origin，FUO），功能性低热，肿瘤、血液病、结缔组织疾病、内分泌疾病、部分慢性感染性疾病所引起的发热以及某些原因不明的发热，中医治疗确有疗效，可参照本篇进行辨证论治。

　　一、诊断标准

　　参照王永炎主编的普通高等教育中医药类规划教材《中医内科学》提出内伤

发热的诊断标准。

(1)内伤发热起病缓慢,病程较长,多为低热,或自觉发热,表现为高热者较少;不恶寒,或虽有怯冷,但得衣被则温,常兼见头晕、神疲、自汗、盗汗、脉弱等症。

(2)一般有气、血、水壅遏或气血阴阳亏虚的病史,或有反复发热的病史。

(3)必要时可做有关的实验室检查,以进一步辅助诊断。

二、鉴别诊断

辨外感发热与内伤发热:两者虽均有发热,但是,外感发热起病较急而病程较短,呈持续性,热度大多较高,发热的类型随病种的不同而有所差异,发热初期大多伴有恶寒,其恶寒得衣被而不减,常兼有头身疼痛、鼻塞、流涕、咳嗽、脉浮等症,由感受外邪,正邪相争所致,属实证者较多。内伤发热起病缓慢而病程较长,呈间歇性,多为低热,或自觉发热,或五心烦热,表现高热者较少,不恶寒,或虽有怯冷,但得衣被则除,多兼见头晕、神疲、自汗、盗汗、脉弱无力等症。

三、证候诊断

参照宋秀琴主编《发热的辨证论治》概述内伤发热的热型以低热、潮热和骨蒸、五心烦热最为常见,有时也可见高热。

(一)低热

低热是指体温不超过38℃的发热,在内伤发热中居于首位。尤其多见于虚损患者,但也可见于外感病之初期(多与恶寒、头身疼痛等并见)及后期(为病后余热未清,多与形气虚弱等并见)。

对于内伤低热,临床往往根据其发生的时间和表现特点以辨其病位(气、血、阴、阳)和病性(虚、实)。

午前发热多属阳虚,患者体温虽高而往往并不自觉。常伴面色白、精神疲倦、喜卧懒言、四肢欠温、形寒自汗、口淡不渴、腰膝酸软、舌质胖淡、脉沉细无力等。

午后发热多属阴虚,其热自肌骨而出(轻按不热,重按则热,是热在筋骨间;轻按重按俱不热,不轻不重按之乃热,是热在肌肉间)。患者往往表现有骨蒸盗汗、心烦颧红、五心烦热、舌红脉细数等。

出血而发热或于月经期间发热者,为血虚发热。患者表现面色萎黄、心悸气短、头晕眼花、指甲苍白、月经量少、舌淡苔少、脉大而弱等。

情志不遂,郁而化热者,为气郁发热。其发热之变化与情绪有明显的关系。

手足心热而额部反冷或蒸蒸发热而薄暮转甚者,见于食积发热,伴有嗳腐吞酸、胸脘满闷、矢气如败卵、恶闻食臭、舌苔满布、脉沉滞等。

发热无定时见于气虚发热。气虚发热也可表现为上午发热,下午热退,兼见形寒自汗,遇劳加重,倦怠无力,少气懒言,面色萎黄,纳少便溏,舌淡苔白,脉弱等。

(二)潮热

发热有定时,按时而至,状若潮水之发热名曰潮热,平时或有身热,发时则按比例增高而恶热,以日晡及夜间发作者为最多。

1.阴(血)虚发热

多为午后或入暮潮热或骨蒸发热(热在骨髓),兼见心烦盗汗、形体消瘦、两颧发红、心悸失眠、大便干结、腰酸腿软及阴虚脉、舌象等;血虚者兼见面色不华、耳鸣眼花、经水涩少、舌淡无苔或少苔、脉大而弱且按之无力等。

2.阳虚发热

多为午前潮热,或体温升高而患者无明显发热之感。甚则面赤身热而反得近衣或发热自汗而不胜风寒。阳虚发热,实系假热真寒。可为上热下寒或外热内寒。正如张景岳说的"假热者……身虽有热而里寒格阳,或虚阳不敛……此乃热在皮肤,寒在脏腑,所谓发热非热,实阴寒也。"所以阳虚发热,实际上是虚阳上浮、阴盛格阳的表现。又,气属阳,故气虚发热有时表现为上午潮热、下午热退的现象。

3.瘀血发热

瘀血发热多为日晡(申时)潮热或夜间潮热。兼见口干咽燥而不欲饮、或小腹急结、大便色黑、小便自利、面色黯黑或眼圈青黑、妇女痛经、舌质紫黯或有瘀斑、脉涩等征象。

此外,肝郁发热,也可见到日晡潮热,其热与情绪有关,兼见精神抑郁、心烦易怒、胸胁胀满、月经不调或乳房胀痛等症状。

4.五心烦热

五心烦热最常见于阴虚发热者。表现为两手、足心发热,常想触摸冷物,或睡时手足伸出被外,也有单独两手心或两足心热的,往往伴有心胸烦热。系阴血不足,内热烦扰之表象。若伴手足心潮润多汗者,则属血虚。

四、病因

(一)原发病因

1.劳思过度

思虑劳累太过,损伤脾肾,而致脏腑功能失调,气、血、阴、阳亏虚而致发热。

2.情志不畅

肝喜条达而主疏泄,若忧思郁怒,而致肝失条达,气机郁滞,郁而化火,肝火内盛,而致发热。

3.饮食不节

由于饮食失调,损伤脾胃,导致脾胃虚弱,中气不足,阴火内生,而致发热。

4.阴精亏耗

素体阴虚,或房劳过度,或热病日久,耗伤阴液,或误用、过用温燥药物等,导致阴精亏损,水不制火,阴衰则阳盛,阳气相对偏盛,而引起发热。

5.阳气虚衰

素体阳气不足,或房劳过度,或寒证日久伤阳,或误用、过用寒凉药物,以致肾阳虚弱,火不归元,虚阳浮越于外而致发热。

(二)继发病因

1.痰湿停滞

由于饮食失调、忧思气结等使脾胃受损,失其运化之职,以致痰湿内生,痰湿停留,久则郁而化热,进而引起内伤发热。

2.瘀血阻滞

气机阻滞、气虚不运、寒凝经脉、热邪熏蒸、外伤、出血等原因导致瘀血阻滞经络,气血运行不畅,郁滞不通,壅而为热。

3.久病失血

久病心肝血虚,或脾虚不能生血或因长期慢性病的各种出血,以致阴血亏耗,阳气亢盛而致发热。

五、病机

(一)发病

劳思过度、情志不畅、饮食不节、房劳过度、阴精亏耗、阳气虚衰、痰湿停滞、瘀血内阻、久病失血,均可导致脏腑气血阴阳失调而引发本病证。

(二)病位

病位在脾、胃、肝、肾,其中以脾、肾为主。

(三)病性

以虚为主,亦可见有实证,常虚实夹杂,其虚为脏腑阴阳气血亏虚,其实为气滞、血瘀、痰湿阻滞。

(四)病势

总的趋势是始则病气、继则病痰湿血瘀,既可由脾及肾,又可由肝犯脾、由脾及肝,亦可由肝及肾。

(五)病机转化

内伤发热分虚、实两大类:由肝经郁热、瘀血阻滞及痰湿停聚所致者属实,故称"实火""实热";由气虚、血虚、阴虚、阳虚所致者均属虚,故称"虚火""虚热"。久病往往由实转虚、由轻转重。其中以瘀血病久,损及气、血、阴、阳,分别兼见气虚、血虚、阴虚、阳虚,而成为虚实兼夹之证。其他如气郁发热日久,正气亦亏虚,而成为气郁气虚之发热;若热伤阴津,则转化为气郁阴虚之发热;气郁亦可致血瘀而产生气滞血瘀之发热;气虚发热日久,可致血瘀,而产生气虚血瘀之发热;气虚发热日久亦可病损及阳,阳气虚衰,则发展为阳虚发热。

(六)证类病机

内伤发热病的基本病机是阴阳气血亏虚、脏腑功能失调。

1.气虚发热证

脾胃气虚,中气不足,阴火内生而致发热。本有气虚,遇劳则更耗其气,故发热多在劳累之后发生或加重;脾胃气虚、气血生化乏源,以致头晕、乏力、心悸、气短、懒言、舌质淡、脉虚弱;中气不足,可致气虚下陷,见有久泻、久痢、脏器下垂、崩漏等;气虚不固,则见有自汗,易于感冒。

2.血虚发热证

血本属阴,阴血不足,无以敛阳,故发热。血不养心则心悸怔忡、失眠多梦;血虚不能上荣头目,外濡肢体,则见头晕目眩、面白少华、唇甲色淡、身体乏力、舌淡、脉细弱。

3.阴虚发热证

阴精亏虚,阴衰则阳盛,水不制火,虚火内炽。故见午后或夜间发热、手足心热、骨蒸潮热;虚火上炎,扰乱心神,而致心烦、少寐;内热熏蒸,逼迫津液外泄则盗汗;阴虚火旺,则津亏失润,故口干咽燥、大便干结、舌红少苔、脉细数。

4.阳虚发热证

阳气虚衰,阴寒内生,则阳无所依,浮散于外而发热。由于发热为标,阳气虚衰为本,故虽有发热,但欲近衣被,并伴形寒怯冷、嗜卧、腰膝酸软、舌淡胖或有齿痕、苔白润、脉沉细无力。

5.气郁发热证

肝主疏泄,性喜条达。若气机不畅,肝失疏泄,而致肝气郁结,气郁化火或气滞血瘀,导致肝火内盛而致发热;若脾虚,气血生化乏源,肝血不足,致肝郁化火而发热。因肝之疏泄功能失常,气机不畅,故见精神抑郁、胸胁胀痛、善太息等;气郁化火而见有烦躁易怒、口苦而干、舌红苔黄、脉弦数等。

6.瘀血发热证

瘀血停积,气血不通,营卫壅遏,引起发热。瘀血病在血分,属阴,故发热多在下午或夜晚出现;瘀血停着之处,气血运行受阻,故表现为自觉局部发热或疼痛固定不移,或有肿块,舌质紫黯或有瘀斑、瘀点,脉涩。

7.湿郁发热证

湿为阴邪,湿阻于内,郁而化热,故低热,午后热甚,湿阻气机。脾胃升降失和,故胸闷不思饮食、脘痞、渴不欲饮、甚或呕恶;湿与热合,停滞肠中,可致大便黏滞不爽、舌苔黄腻、脉濡数。

六、辨证思路

(一)抓住主诉

发热时间较长,持续数月或数年,多为低热,亦可见有高热,或仅自觉发热,或五心烦热,其热时作时止,或于上午、傍晚发热,或发无定时。

(二)分析病位

内伤发热的病位在脾、胃、肝、肾。发热每因劳累而作,伴乏力、自汗、食少、便溏或食后腹胀加重,病位在脾胃;发热常因郁怒而起,伴胁肋胀痛,得叹气则舒,口苦而干,病位在肝;发热因房劳太过而发,伴腰酸膝软,夜尿频而多,病位在肾。

(三)确定病性

内伤发热有虚证、实证和虚实夹杂等不同类型。辨别其虚实,对治疗原则的确定具有重要意义,辨别虚实要依据病史、症状等综合分析。气虚发热、血虚发热、阴虚发热、阳虚发热均属虚热;气郁发热、瘀血发热、湿郁发热均属实热。然气虚可致血瘀,气郁日久正气亦虚,瘀血病久损及气血阴阳,故内伤发热常呈虚实夹杂之证候。

七、分证论治

(一)气虚发热

1.症舌脉

发热,热势或低或高,常在劳累后发作或加重,头晕,倦怠乏力,气短懒言,自汗,易于感冒,食少便溏,舌质淡,苔薄白,脉弱。

2.病机分析

因发热由气虚所致,劳则耗气,故发热常在劳累后发作或加剧;脾胃气虚,气血生化乏源,脏腑经脉失于濡养,故头晕,气短懒言,倦怠乏力;中气不足,脾失健运,故食少便溏;气虚卫表不固故自汗,易于感冒;舌质淡,苔薄白,脉虚弱均为气虚之征。

3.治法

益气健脾,甘温除热。

4.方药运用

(1)常用方:补中益气汤(《脾胃论》)加减。

(2)组成:人参、黄芪、白术、甘草、当归、陈皮、升麻、柴胡。

(3)加减:若自汗较多者,可酌加浮小麦、牡蛎、糯稻根以固表敛汗;头痛甚者,可酌加川芎、蔓荆子、藁本、羌活、细辛等品,以祛风止痛;汗出恶风者,加桂枝、白芍以调和营卫;脾虚夹湿,而见胸闷、脘痞、舌苔白腻者,酌加苍术、厚朴、藿香、佩兰、茯苓以健脾祛湿;大便稀薄,四末欠温者,酌加干姜、肉桂,以温运中阳。

(4)常用中成药:补中益气丸,每次 9 g,每天 2～3 次。补中益气,升阳举陷。用于脾胃虚弱、中气下陷证引起的体倦乏力、虚劳寒热、食少腹胀、久泻、脱肛、子宫脱垂。

5.针灸运用

(1)主穴:针刺大椎、曲池、内关、间使等穴;灸气海、关元、神阙、足三里等穴。

(2)操作方法:大椎,直刺 0.5～1 寸,施捻转泻法;百会,向后斜刺0.3 寸,施捻转补法;内关、间使,直刺 1.5 寸,施平补平泻法;诸穴得气后留针 30 分钟。或气海、关元、神阙、足三里等穴用艾条温灸,每穴各灸 5 分钟,以局部皮肤潮红为度。

6.临证参考

气虚发热而兼有湿热,以及气虚之人夏季感受暑湿,而见有发热头痛,口渴,自汗,倦怠乏力,胸闷身重,不思饮食,大便溏薄,小便短赤,舌淡苔腻或微黄,脉象虚弱等症者,可选用李杲《脾胃论》之清暑益气汤益气健脾,除湿清热以治之。方由黄芪、苍术、升麻、人参、泽泻、神曲、陈皮、白术、麦冬、当归、炙甘草、青皮、黄柏、葛根、五味子组成。方中以黄芪、升麻、人参、白术、炙甘草补气健脾升阳除热,苍术、黄柏除湿清热,苍术合神曲可祛湿运脾,青皮、陈皮理气除满,麦冬、五味子合人参益气养阴生津,有生脉散之意,葛根可助升麻升举清阳,并可解热生津。

(二)血虚发热

1.症舌脉

发热,热势多为低热,有时亦见高热,头晕目眩,身倦乏力,心悸不宁,失眠多梦,面白少华,唇甲色淡,舌质淡,脉细弱。

2.病机分析

血本属阴,血虚不能濡养,阴衰阳盛,阳气外浮而引起发热是本证的主要病机;血不养心则心悸不宁、失眠多梦;血虚不能上荣头目、濡养肢体,则头晕目眩、面白少华、身倦乏力、唇甲色淡;舌质淡,脉细弱,为血虚失养,血脉不充之象。

3.治法

益气健脾,养血宁心。

4.方药运用

(1)常用方:归脾汤(《济生方》)加减。

(2)组成:黄芪、人参、茯神、白术、当归、龙眼肉、酸枣仁、远志、木香、甘草。

(3)加减:若血虚较甚者,可酌加熟地黄、枸杞子、制何首乌、阿胶以补益精血;热势较甚、发热不退者,可酌加银柴胡、牡丹皮、白薇、地骨皮、胡黄连以清退虚热;由慢性失血所致的血虚发热,若仍有少许出血者,可酌加三七粉、仙鹤草、茜草、棕榈炭、地榆炭、白茅根、侧柏炭以止血,并可根据出血部位的不同选用相应的止血之品。

(4)常用中成药:人参归脾丸,每次9 g,每天2次。益气补血,健脾养心。用于气血不足,心悸,失眠,食少乏力,面色萎黄,月经量少,色淡。

5.针灸运用

(1)主穴:针刺足三里、膈俞、曲池等穴。

(2)操作方法:足三里进针1～1.5寸,施捻转补法;膈俞,向脊柱方向斜刺0.5～0.8寸,施捻转补法;曲池,直刺1～1.5寸,施提插泻法;诸穴得气后,留针30分钟。

6.临证参考

若属劳倦内伤、血虚气弱,而见有肌热面赤,烦渴欲饮(喜热饮),脉大而虚软,重按无力,以及妇人崩漏或产后血虚气脱之体虚发热者,当予当归补血汤以补气生血。方中重用黄芪大补脾胃之气,以资生血之源,配当归辛甘而温,养血和营,使阳生阴长,气旺血生,则虚热自退。临床运用当归补血汤,须注意黄芪与当归之用量比例。若见有湿阻暑热之证,则应停用滋腻养血之品,宜用益气健脾运胃之剂,待脾胃运化功能正常,再逐渐增加养血之剂。

(三)阴虚发热

1.症舌脉

午后或夜间发热,发热不欲近衣,手足心发热,骨蒸潮热,心烦,少寐,多梦,两颧红赤,盗汗,口干咽燥,大便干结,尿少色黄,舌少津而干或有裂纹,舌质红,无苔或少苔,脉细数。

2.病机分析

阴精亏虚,阴不制阳,阴虚火旺,邪热内伏阴分,而生内热。病在阴分,故午后或夜间发热,手足心热,骨蒸潮热而不欲近衣被;虚火上炎,扰动心神,故心烦少寐,多梦不安;内热迫津外泄,故盗汗;阴虚火旺,津亏于内,故口干咽燥,便干尿少;舌红少津,或有裂纹,少苔或无苔,脉细数,均为阴虚火旺之征。

3.治法

滋阴清热。

4.方药运用

(1)常用方:清骨散(《证治准绳》)加减。

(2)组成:银柴胡、胡黄连、秦艽、鳖甲(醋炙)、地骨皮、青蒿、知母、甘草。

(3)加减:若阴虚较甚者,可酌加玄参、龟甲、制何首乌以滋养阴精;虚火上炎,扰动心神,而见心烦、失眠、多梦者,可酌加酸枣仁、柏子仁、远志、夜交藤养心安神;兼有气虚而见有头晕气短、体倦乏力者,可酌加沙参、麦冬、五味子以益气养阴;盗汗较甚者,可去青蒿,加煅牡蛎、浮小麦、糯稻根以固表敛汗。

(4)常用中成药:知柏地黄丸,每次 9 g,每天 2 次,用于肝肾阴虚、虚火上炎所致的腰膝酸软、头目昏晕、耳鸣耳聋、牙痛及口干咽痛、遗精、盗汗、小便短赤,或骨蒸潮热、颧红、咽燥等。

5.针灸运用

(1)主穴:针刺太溪、复溜、三阴交等穴。

(2)操作方法:太溪,直刺 0.5~1 寸,施捻转补法;复溜,直刺 0.5~1 寸,施捻转补法;三阴交,直刺 1~1.5 寸,施捻转补法;诸穴得气后,留针 30 分钟。

6.临证参考

若见夜热早凉,热退无汗,舌红少苔,脉细数者,可予青蒿鳖甲汤以养阴透热;对于阴虚发热,可根据脏腑阴虚偏甚的不同情况选用基础方剂,如:心阴偏虚而兼见心悸怔忡,手足心热甚,舌尖红,脉细数或促者,可选用加减复脉汤、天王补心丹;肝阴偏虚而兼见眩晕,易惊,肌肉动,胁肋疼痛,脉弦数者,可用归芍地黄汤或保阴煎合化肝煎加减;脾胃阴虚偏甚而兼见口干欲饮,不思饮食,大便燥结,舌干或生疮,脉细数者,可用沙参麦冬汤、益胃汤;肺阴偏虚而兼见干咳痰少,声嘶,咳血,鼻燥咽干者,可用清燥救肺汤、百合固金汤;肾阴偏虚而兼见腰膝酸软,咽痛,颧红,遗精,或有脱发者,可用大补阴丸、六味地黄丸、知柏地黄丸,然后均可根据发热的具体情况,酌加银柴胡、地骨皮、秦艽、白薇等品以消退虚热。若单用滋阴清热方药热仍不退者,可在滋阴清热方剂中,酌量加入温而不燥的助阳之品,如淫羊藿、菟丝子、锁阳、肉苁蓉、巴戟天、鹿角胶等品。但不可过多应用,防止耗伤阴液。

(四)阳虚发热

1.症舌脉

发热而欲近衣被,形寒怯冷,四肢不温,面色白,少气懒言,头晕嗜卧,腰膝酸软,纳少便溏,舌质淡胖,或有齿痕,舌苔白润,脉沉细无力。

2.病机分析

肾阳亏虚,虚阳外浮而致发热为本证的主要病机。因肾阳虚衰,失于温煦,故形寒怯冷,四肢不温,而欲近衣被,面色白,腰膝酸软;肾阳不足,五脏虚衰,故少气懒言,头晕嗜卧,纳少便溏、舌质淡胖、有齿痕,脉沉细无力,为阳气衰弱之象。

3.治法

温补阳气,引火归元。

4.方药运用

(1)常用方:肾气丸(《金匮要略》)加减。

(2)组成:干地黄、山萸肉、山药、桂枝、附子、茯苓、泽泻、牡丹皮。

(3)加减:若阳虚气弱、短气乏力者,加人参补益元气;火不生土、大便稀薄者,加干姜、白术温建中阳;五更泄泻者,可合四神丸同用,补肾固涩;遗精腰酸者,加补骨脂、续断、芡实、金樱子等品以补肾涩精。

(4)常用中成药:金匮肾气丸,每次9 g,每天2次。温补肾阳,化气行水。用于肾虚水肿,腰膝酸软,小便不利,畏寒肢冷等。

5.针灸运用

(1)主穴:针刺百会、风池、关元等穴。

(2)操作方法:百会,斜刺0.3～0.5寸,施小幅度高频率捻转补法;风池,直刺0.5～1寸,施平补平泻法;关元,直刺1寸,施捻转补法;诸穴得气后,留针30分钟。

6.临证参考

夏令内伤发热,多系禀赋不足,复感暑热,如用清暑益气方药而罔效,虽未见明显肾虚证候,亦可用金匮肾气丸或右归丸与清暑化湿之剂加减运用;若属阳虚发热之轻证,可用保元汤加减;如属脾阳不足所致者,可选用理中丸温补脾阳;若属于阳虚阴盛之戴阳证,是为外感内伤发热后期之重症,应参照厥脱证加以论治。

(五)气郁发热

1.症舌脉

发热多为低热或潮热,热势常随情绪波动而起伏,精神抑郁,烦躁易怒,胸胁胀痛,喜叹息,口干而苦;纳食减少,舌红苔黄,脉弦数。女子常见月经不调,经行不畅,乳房作胀。

2.病机分析

本证多因情志不畅、肝气郁滞、气郁化火而致,故病情常随情绪波动,热势亦随之起伏。肝气郁结,气机不畅,失其条达之性,故精神抑郁,烦躁易怒,胸胁胀痛,喜叹息,女子则见有月经不调,经行不畅,乳房作胀;肝郁乘脾,则纳食减少,口干而苦,舌红苔黄,脉弦数均为肝郁化火之征。

3.治法

疏肝理脾,解郁清热。

4.方药运用

(1)常用方:丹栀逍遥散(《薛氏医案》)加减。

(2)组成:当归、白芍、柴胡、白术、茯苓、炙甘草、牡丹皮、栀子、生姜、薄荷。

(3)加减:若气郁较甚、胸胁疼痛不解者,可酌加香附、郁金、青皮、川楝子、延胡索以加强疏肝理气止痛之效;若热象较甚、舌红、口干、便秘者,可去白术,酌加龙胆草、黄芩以增清肝泻热之功;若妇女见有月经不调者,可酌加泽兰、益母草活血调经,乳房胀甚者,可酌加青皮、香附、瓜蒌等理气宽胸之品。

(4)常用中成药:丹栀逍遥丸,每次6~9 g,每天2次。疏肝解郁,益气健脾,养血清热。用于肝郁化火,胸胁胀痛,烦闷急躁,颊赤口干,食欲不振或有潮热,以及妇女月经不调,少腹胀痛。

5.针灸运用

(1)主穴:针刺期门、行间、三阴交等穴。

(2)操作方法:期门,斜刺0.3~0.5寸,施平补平泻法;行间,直刺0.5~1寸,施捻转提插泻法;三阴交,直刺1~1.5寸,施捻转补法;诸穴得气后,留针30分钟。

6.临证参考

若肝经火热较甚,面红目赤,口苦,心烦易怒,舌质红,脉弦数有力者,可选用龙胆泻肝汤以清肝泻火。方中以龙胆草、栀子、黄芩、柴胡清泻肝经火热;泽泻、车前子、木通利水清热,使火热从小便而出;然肝为藏血之脏,肝经实火,易伤阴血,且所用诸药又属苦燥渗利伤阴之品,故方中又加生地黄养阴,当归补血,使祛邪而不伤正,使泻中有补,清中有养;甘草既防苦寒之品伤胃,又可调和诸药;全方共奏清肝泻火之效。若肝经郁热,病程较长,热势不甚,而阴伤比较明显,表现为发热、胁肋疼痛、口干、舌红少苔、脉细数等症者,宜滋阴壮水、疏肝清热,方用滋水清肝饮。方中六味地黄滋养肝肾、壮水制火,丹栀逍遥疏肝清热,故可用于肝经郁热而有肝肾阴伤之患者。

(六)瘀血发热

1.症舌脉

午后或夜间发热,或自觉身体某些部位发热,口燥咽干,但欲漱水不欲咽;肢体或躯干有固定痛处或肿块,面色萎黄或晦黯,皮肤粗糙或肌肤甲错、舌质紫黯或有瘀点、瘀斑,脉弦或涩。

2.病机分析

瘀血阻滞,气血不通,壅而为热,故午后或夜间发热,或自觉身体某些局部发热;瘀血阻滞,气血运行不畅,津不上承,故口燥咽干,但欲漱水不欲咽,瘀血停着不移,或躯干或四肢有固定痛处或肿块;瘀血阻于脉络,肌肤失于濡养,故见面色萎黄或晦黯,皮肤粗糙或肌肤甲错;舌质紫黯或有瘀点、瘀斑,脉弦或涩,均为瘀血内停,血行不畅之征。

3.治法

活血化瘀。

4.方药运用

(1)常用方:血府逐瘀汤(《医林改错》)加减。

(2)组成:生地黄、当归、桃仁、红花、赤芍、川芎、枳壳、柴胡、牛膝、桔梗、甘草。

(3)加减:热势较甚者,可酌加秦艽、白薇、牡丹皮、银柴胡以清热凉血;肢体肿痛者,可酌加丹参、郁金、延胡索等活血消肿止痛之品;心烦、口渴欲饮者,可酌加知母、石膏以清热除烦、生津止渴;时冷时热、口苦、舌苔黄腻者,可酌加黄芩、半夏清热除湿;兼气滞者,可酌加香附、陈皮、青皮等理气之品;兼痰阻者,可酌加半夏、茯苓、陈皮等化痰之品。

(4)常用中成药:血府逐瘀丸,每次 1～2 丸,每天 2 次口服,空腹用红糖水送服。活血逐瘀,行气止痛。用于瘀血内阻,头痛或胸痛,内热督闷,失眠多梦,心悸怔忡,急躁易怒。

5.针灸运用

(1)主穴:针刺足三里、三阴交、关元、中极等穴。

(2)操作方法:足三里,直刺 1～1.5 寸,施捻转补法;三阴交,直刺 1～1.5 寸,施提插泻法;关元、中极,直刺 1 寸,施捻转补法;诸穴得气后,留针 30 分钟。

6.临证参考

对于跌仆损伤而引起的瘀血发热,亦可选用复元活血汤或大成汤治疗。瘀血发热可由跌仆损伤而生,亦可由阴虚、血虚、气虚、阳虚、湿郁、气郁、痰积、食积等发热久治不愈入络而成,临床常见虚实夹杂之候,若一味活血理气,易导致正气更虚,热势不退,甚而反升,此时应掌握好活血与益气、养血、滋阴、助阳等之间的药物配伍关系,只有组方合理,配伍准确,用药恰当,方能收效。

(七)湿郁发热

1.症舌脉

低热,午后热甚,时有高热,胸闷脘痞,全身重着,不思饮食,渴不欲饮,呕恶,大便稀薄或黏滞不爽,舌苔白腻或黄腻,脉濡数。

2.病机分析

湿邪内生,郁而化热,为本证之主要病机。湿为阴邪,阴邪自旺于阴分,所以午后发热较甚;湿性氤氲黏腻,故发病缓慢,且难速愈;湿邪阻滞气机,故见胸闷身重;湿滞中焦,故不思饮食,脘痞,渴不欲饮;胃气上逆则呕恶;湿邪下趋,则大便稀薄;湿与热合,停滞肠中,亦可致大便黏滞不爽;舌苔黄腻,脉濡数,皆为湿郁化热之象。

3.治法

利湿清热、宣畅气机。

4.方药运用

(1)常用方:三仁汤(《温病条辨》)加减。

(2)组成:杏仁、白蔻仁、薏苡仁、半夏、滑石、厚朴、通草、竹叶。

(3)加减:若湿郁化热、阻滞少阳、寒热如疟、寒轻热重、口苦呕逆者,可加青蒿、黄芩消解少阳之热邪;呕恶较重者,加竹茹、藿香、陈皮和胃降逆;胸闷、苔腻者,加郁金、佩兰以芳香化湿;热势较甚、口渴、舌红、脉数者,加茵陈蒿、黄芩以清利湿热;若高热不退、苔黄腻、脉数、小便黄者,可加白薇、牡丹皮以增清热之力。

(4)常用中成药:甘露消毒丸,每次 6~9 g,每天 2 次。芳香化浊,清热解毒。用于暑湿蕴结,身热肢酸,胸闷腹胀,尿赤黄疸。

5.针灸运用

(1)主穴:针刺阴陵泉、丰隆、外关等穴。

(2)操作方法:阴陵泉,直刺 1~1.5 寸,施捻转补法;丰隆,直刺 1~1.5 寸,施捻转提插泻法;外关,直刺 1 寸,施平补平泻法;诸穴得气后,留针 30 分钟。

6.临证参考

若湿郁化热,熏蒸肝胆,胆汁外溢而兼见黄疸者,可合茵陈蒿汤清热利湿退黄;若兼痰热内扰,胆胃不和者,可合温胆汤清胆和胃化痰。

八、其他中医疗法

(一)灸法

灸法对内伤发热病有较好的疗效。对内伤脾胃,元气亏虚之发热可采用:每天用艾炷灸中脘 5 壮,足三里、脾俞 7 壮,气海、大椎、阳池 5 壮。连灸7天,可收良效。

(二)饮食疗法

(1)乌龟、鳖鱼各 1 个,去头尾内脏,炖服,每周 1 次。可作为阴虚发热的辅助治疗。

(2)银耳 10 g 用开水泡开,文火煮烂,放冰糖少许,每周服 1~2 次。可用于阴虚发热。

(3)人参鱼汤:每次用鱼(大头鱼)头 250 g,人参 10 g,油、盐适量,先用水 150 mL,以文火煎人参,1 小时后将鱼头放入,用急火煮熟,加入油、盐,每周服 2~3 次,两周为 1 个疗程,适用于病后气虚者。

(4)何首乌鲤鱼汤:每次用鲤鱼 1 条(约 500 g 重),何首乌 15 g,油、盐调味料适量,加水 500 mL,先煎何首乌 30 分钟后再放入鲤鱼,煎汤佐膳。每周服 2~3 次,两周为 1 个疗程,适用于病后精亏血虚者。

九、疗效评定标准

内伤发热尚无统一的疗效评定标准,仅录几家自拟标准以供参考。

(一)长期低热的疗效评定标准

痊愈:体温降至 37 ℃以下,其他临床症状全部消失,随访半年无复发者。

有效:体温降至 37 ℃以下,其他临床症状基本消失,停止治疗后体温偶有回升者。

无效:体温未降至 37℃以下,其他临床症状亦无明显改善者。

(二)癌热的疗效评定标准

显效:连续服药 7～10 天,体温退至正常,临床症状改善或消失,时间超过 3 天。

有效:连续服药 7～10 天,体温下降 0.5 ℃以上,临床症状改善,时间超过 3 天。

无效:服药 10 天以上,体温、症状无变化。

十、预后与转归

(一)气虚发热

气虚发热一般发病较缓,病程较长,多因饮食不节,或思虑劳倦而致,若治疗及时,注意调护,常可使中气得健,脾胃恢复正常功能,一般诸症可以治愈;反之,若治疗不及时,或治不得法,加之患者饮食无节,起居不慎,思虑劳累过度等,常可使病情加重或缠绵难愈,或气损及阳,或气虚下陷,或气虚停滞,或气虚而致血瘀等。错综复杂,预后较差。

(二)血虚发热

血虚发热发病较缓,病程较长,若治疗及时,补养气血,常可收到良效,预后较好。但若失血过多,或失治误治,易致气随血脱,出现气血两亏较甚者,预后较差。

(三)阴虚发热

阴虚发热为内伤发热中的常见证候,若治疗得当,常可获愈。若日久耗伤精气,易致气阴两虚;阴损及阳,则转化为阴阳两虚之重证;阴虚夹湿热、阴虚夹瘀血等均可致治疗上比较困难,缠绵难愈。

(四)阳虚发热

阳虚发热若治疗及时,治法得当,亦可治愈。但本证属内伤发热之较重类型,其中属于阴寒内盛,格阳于外,真寒假热者,缠绵难愈,预后较差。

(五)气郁发热

气郁发热与患者情志关系密切,若医生辨证用药准确,患者注意调畅情志,常可收到良好效果;但气郁发热,热邪伤阴耗津,则兼见阴虚的表现,而成为阴虚气滞之证,或气机郁滞,致血行不畅,则兼见瘀血之表现,治疗均较困难,易使病程缠绵不愈。

(六)瘀血发热

瘀血发热虽缠绵难愈,但若辨证准确,治法得当,大多可治愈,若兼夹痰湿及血热,或虚实错杂者,较难治愈。

(七)湿郁发热

湿郁发热难以速愈,但若治之得法,用药恰当,多可治愈。但若湿阻气机,或湿热兼有气虚、阴虚等虚实夹杂证,更难速愈。

第九章

艾滋病

艾滋病是感染了人类免疫缺陷病毒（Human Immunodeficiency Virus,HIV）之后而引发的一种具有传染性强、病程长、病死率高特点,临床以持续不规则发热、长期腹泻、乏力、消瘦、盗汗、咳嗽、呕恶、口糜,甚者痴呆、全身瘰疬、痰核、癌瘤等为主要表现的综合征。西医学认为是感染了 HIV 引起,称该病为获得性免疫缺陷综合征（Acquired Immuno Deficiency Syndrome,AIDS）。艾滋病病毒（简称艾毒）兼具疫、湿、热、毒等特性,以湿热为主。艾毒由破损的皮膜侵入血络或直入血络,渐进性地损伤人体元气,导致多脏虚弱,气化失常,继发痰饮、瘀血等病理产物,终致变证丛生、元气耗竭、阴阳离决。艾毒伤元、正虚邪实是病机的关键。本病的治疗原则是早期治疗、分期论治、重视本元,在各期治疗上都要时时注意顾护元气,将培元固本贯穿治疗的始终。

本病没有明显季节性,任何年龄均可感染发病。由于性传播和静脉吸毒传播的因素,青壮年感染者较多,但发病较为缓慢;儿童多由于母体带入感染,由于禀赋不足,元气受损,加之后天失充,常在感染后数年即发病死亡;老年人元气亏虚,感染后也较快发病。艾滋病病程一般为 3 期:急性感染期、慢性进展期和典型发病期。急性感染期多在感染艾毒后 2～4 周,出现发热神疲等类似外感症状,大多数症状轻微,持续 1～3 周后缓解。之后进入慢性进展期,此期可持续数年乃至十数年。初期常无明显临床症状,随之出现易感冒、乏力、间歇性发热、发作性腹泻、瘰疬等症状,并呈进行性加重。随后进入典型发病期,出现持续发热、长期腹泻、乏力、消瘦、盗汗、咳嗽、呕恶、口糜,甚者痴呆、全身瘰疬、痰核、肿瘤等典型症状。临床多见虚实夹杂、正虚邪甚之证。

艾滋病是一种新发现的传染病,1982 年被正式定名。1985 年一位美籍阿根廷青年在中国被确诊,成为我国境内发现的第 1 例艾滋病患者。1990 年,国内第 1 位中国籍艾滋病患者被发现并于 4 个半月后死亡。中医古代文献中没有艾滋病病名的记载。中医治疗艾滋病始于 20 世纪 80 年代中后期,由援外医疗队员在国外开展。根据 30 年多来的治疗情况,结合艾滋病的传播方式、流行情况、发病特点、临床表现以及预后转归等,认为与中医的某些病证如"瘟疫""虚劳""伏气温病""癥瘕""积聚""阴阳易"等相似,反映了艾滋病发生、发展变化过程中的某一方面内容,按照或脏腑辨证,或三焦辨证,或卫气营血辨证进行治疗。目前中医界普遍沿用"艾滋病"之病名,因感染艾毒所致。艾滋病并发症较多,如并发的口腔念珠菌病感染属于中医的"鹅口疮""雪口",并发的带状疱疹感染属于中医的"蛇串疮""缠腰火丹",等等。

一、诊断标准

本病目前尚无权威、公认的中医诊断标准,可参照以下发病特点、临床表现及实验室检查综合分析,作出诊断。

(一)发病特点

艾毒侵入机体后,伏于血络,舍于营血,渐进性消耗人体元本。早期正邪交争,势均力敌,处于长达数年乃至十数年的慢性进展期而无明显特异性症状。随着人体本元损伤的日益加重,常在外感、饮食、七情、劳倦等诱因触发下,潜伏的艾毒萌动鸱张,呈现湿热疫毒弥漫三焦上下内外,或化热化燥深入营血,耗损命元诸脏精气的征象;疫毒滞留不去,进而命元诸脏衰竭,以致险证丛生,最终命元败亡、阴阳离决而死。

(二)临床表现

本病的临床表现复杂多样,急性感染期与外感相似,容易漏诊和误诊;慢性进展期亦无典型症状,较难及时发现和诊断,故西医学称为"无症状期";典型发病期以全身虚衰伴多发感染为临床特点。确诊的依据是借助现代免疫学和病毒学检测。

1.急性感染期

多在与艾滋病病毒感染者或艾滋病患者性接触,或静脉吸毒,或使用不洁血液或血液制品后 2～4 周,出现发热神疲,可伴有咽喉肿痛,或乳蛾肿大,多发瘰疬,自汗盗汗,恶心呕吐,腹痛泄泻,头身疼痛,皮现斑疹,鹅口疮或口糜,舌红、苔白而燥或呈黑褐垢苔,脉细滑数。大多数症状轻微,持续 1～3 周后缓解。

2.慢性进展期(无症状感染期)

时间较长,多持续 6～15 年,常无明显临床症状,疾病呈缓慢持续进展,随着邪盛正虚,可出现易于感冒、发热、倦怠等非特征性症状,舌象、脉象多有变化,如舌红苔薄腻,或舌淡暗苔白厚,脉细滑弱。

3.典型发病期

易受邪外感,间断或持续反复发热,自汗盗汗,全身遍发瘰疬,或腹痛泄泻,大便溏薄或洞泻如注,日行数次乃至十数次、数十次,消瘦乏力,少气懒言,或咳嗽咳痰,胸闷气喘,心悸气短;或头痛头晕,肢体疼痛或麻木;或多发性皮疹;或伴口糜、蛇串疮,或伴情绪抑郁、忧虑、恐惧,甚至痴傻、癫痫等,舌嫩红或暗红、苔白如积粉,或舌质淡黯、苔白厚腻,脉多弦细濡滑、按之无力、尺部尤弱。

二、鉴别诊断

(一)虚劳病

本病中、晚期体重下降 10% 以上,呈进行性消瘦,全身无力,盗汗,纳差,腹泻,长期低热,表现出一派元气虚弱、脏腑亏损、精血不足、久虚不复的病理过程,有虚劳病之病势缠绵、诸虚不足的特征。但本病继发感染此起彼伏,邪入下焦肝肾,本虚标实、虚实夹杂,与虚劳之以虚为主不同;从病因看,与虚劳病的病因亦迥然不同,虚劳病主要起因于内,因"内伤""先天不足"或"后天内耗"等五劳、七伤引起,而本病起因于外,由艾毒内侵,引发"后天内耗";从病情进展及凶险程度看,本病后期虚损之惨烈程度、各种严重并发症及病情之险恶程度,也非虚劳之常见。

(二)瘟疫

本病具有"皆相染易,无问大小,病状相似"的特点,但与传统的瘟疫在传播途径、疫毒性质、病理演变等方面又有区别。传统意义上的"疫毒",其袭人多自皮毛或口鼻而入,其性质不外风寒暑湿燥火,或秽浊之气,或数邪相兼;其传变或卫气营血,或三焦膜原,或六经传变;而艾毒伤人必自血络而入,其性质较为复杂,其病理演变兼具温病和内伤,不可以一概之。

三、证候诊断

参照国家技术监督局发布的《中医临床诊疗术语证候部分》诊断。

(一)风热犯卫证

发热,微恶风寒,少汗,全身不适,头痛,口微渴,或有咽痛,舌边尖红,苔薄黄,脉浮数。

(二)湿热内蕴证

脘痞纳呆,便溏不爽,头晕昏沉,面白无华,甚至面浮肢肿,身困乏力,语声重浊,口渴不欲多饮,小便黄,女子带下黏稠味臭,舌质红,苔厚腻、或黄腻、或黄白相兼,脉濡数或滑数。

(三)湿热蕴毒证

手足、耳鼻口咽、头面、阴部等处疱疮或红肿溃烂、瘙痒流水,或兼发热,烦渴,喜冷饮,溲赤便秘,甚则神昏斑疹,小便闭涩,舌红苔黄腻,脉濡数或滑数等。

(四)痰热内扰证

心烦急躁,口苦吞酸,呕恶嗳气,失眠,目眩头晕,苔腻而黄,脉滑数。

(五)肝郁气滞证

焦虑恐惧,情志抑郁,善叹息,胸胁或少腹胀满窜痛,失眠多梦,心烦急躁,不能控制自己的情绪,甚至产生轻生念头,妇女可见乳房作胀疼痛,痛经,月经不调,甚则闭经,乳房少腹结块,颈项瘰疬,舌苔薄白,脉弦。

(六)肺脾气虚证

少气懒言,身困乏力,动则气喘或咳喘日久,食少脘胀或便溏,咳声低微,痰白而稀,自汗,易感冒,神疲,肢困,面白无华,甚至面浮肢肿,舌淡或淡胖有齿痕,苔白或白滑,脉虚弱或沉细。

(七)气血亏虚证

面色苍白或萎黄,身疲倦怠乏力,头晕目眩,气短,懒言,自汗,易患感冒,心悸失眠,肢体麻木,唇甲色淡,月经量少色淡延期或闭经,舌质淡,脉细弱。

(八)脾肾阳虚证

腹部冷痛,久泄久利,完谷不化,神疲腰酸,形寒肢冷,面浮肢肿或面色灰黯或黧黑,小便量少或清长,男子阳痿遗精或早泄或不育,妇女带下清稀或宫寒不孕,舌质淡或淡黯,舌体胖边有齿痕,苔白或滑或灰黑而滑,脉沉迟而弱。

(九)气阴两虚证

神疲乏力,气短懒言,自汗盗汗,手足心热,身体消瘦,体重减轻,干咳少痰,口干咽燥,舌体瘦薄,舌红或淡红少津或有裂纹,或苔少而干,或花剥,脉虚数,或细数。

四、病因

艾滋病是一种新发疫病,其致病病因为艾毒。艾毒兼具疫、湿、热、毒等特性,以湿毒为主。艾毒由破损的皮腠侵入血络或直入血络,渐进性地损伤人体元气,导致多脏虚弱,气化失常,继发痰饮、瘀血等病理产物,终致变证丛生、元气耗竭、阴阳离决。

五、病机

(一)艾毒入络

艾滋病传染性强,且临床表现具有症状相似之特点,故应属"疫病"范畴,正如《素问·刺法论》所述:"五疫之至,皆相染易,无问大小,病状相似"。其病因当属"疫毒",但又与传统的疫毒在传播途径、病因属性、致病特点、临床表现等方面有所不同,为体现其特性且与现代医学相衔接,称其为"艾毒"。当不洁交媾,或艾毒由母体带入,艾毒由破损的皮腠乘虚而入或通过其他途径直入血络,内舍营血,耗伤真阳,致正气亏虚,成为本病发病之源。

(二)伏气伤元

艾毒入络后,伏于血分,漫于三焦,直接地、缓慢地损伤人体五脏气血阴阳,最终导致人体元气衰败耗竭。艾毒兼具疫、湿、热、毒等特性,因湿浊性质属阴,最易阻遏损伤五脏阳气;湿中蕴热,又可耗灼五脏阴津。邪伏日久,元气渐耗渐衰,艾毒愈积愈盛,正不胜邪而发病。一方面,元气虚亏,卫外功能不固,易受外邪之侵,感受风寒暑湿燥火或秽浊之气,而表现出不同的证候;另一方面,元阴耗伤,渐而出现乏力、消瘦、发热、汗出等虚损证候。后期由于五脏功能受损,则易产生痰饮水湿、气滞血瘀、化风化火等病理变化,造成本虚与标实相互夹杂,互为因果,从而出现错综复杂的临床表现。持续性五脏气血阴阳耗伤,终致元阴元阳损伤,诸脏精气耗竭而死。

综上所述,本病是由于感受艾毒所致的疫病。艾毒伤元、本虚标实是病机的关键,从而导致五脏气血阴阳受损与痰浊、瘀血等病理产物相互影响错综复杂的临床表现,临床上多见虚实夹杂、正虚邪甚之证。

六、辨证思路

(一)首当分期

本病具有明显的阶段性特点,常表现为 3 个时期,即急性感染期、慢性进展期和典型发病期。3 个时期的症状特点各不相同,病理演变也各有规律,所以首先要分清病期。

(二)多法辨证

急性期病理演变与外感病相似,应按外感病进行辨证;慢性进展期没有明显特发症状,应辨证与辨病相结合,以扶正排毒为原则,辨证加减;典型发病期表现为多脏腑气血阴阳受损,以伤及脾肾居多,应以脏腑辨证为主,也可参考温病卫气营血及伤寒的三阴证进行辨证。

(三)明辨虚实

虚实夹杂始终贯穿本病3个时期,分清虚实对指导治疗具有重要意义。急性感染期以外感实邪为主,兼有正气虚;慢性进展期正邪相持,邪渐盛、正渐衰,虚实相兼;发病期以正虚为本,邪盛为标,正不胜邪。

七、分证论治

(一)急性感染期

这一期的代表证为风热郁卫。

(1)症舌脉:发热,微恶风寒,头痛身痛,咳嗽,少汗,咽红肿痛,口微渴,舌边尖红,苔薄白欠润或薄黄,脉浮数。

(2)病机分析:本证是艾毒夹风热之邪侵犯肺卫所致。风热袭肺,肺失清肃,肺气上逆,故咳嗽;风热上扰,咽喉不利,故咽痛。肺主气属卫,肺卫受邪,卫气抗邪则发热;卫气郁遏,肌表失于温煦,故微恶风寒。热伤津液则口微渴。舌边尖红,苔薄白欠润或薄黄,脉浮数,为风热郁卫之证。

(3)治法:辛凉解表。

(4)方药运用。

常用方:银翘散(《温病条辨》)加减。

组成:连翘、银花、桔梗、薄荷、牛蒡子、竹叶、荆芥穗、淡豆豉、生甘草。

加减:头胀痛甚者加桑叶、菊花、白芷;咳嗽痰多加贝母、前胡、杏仁;咳痰黄稠加黄芩、知母、瓜蒌皮;身热较著加石膏、鸭跖草;乳蛾肿痛,加一枝黄花、土牛膝、玄参;口渴甚者加沙参、天花粉、梨皮。

常用中成药:①银翘解毒丸,大蜜丸,每次1~2丸,每天2次。疏散风热,清热解毒。适用于发热重、恶寒轻、头痛身楚、咳嗽咽痛、口渴欲饮、舌尖微红、舌苔薄黄、脉浮数者。②羚翘解毒丸,大蜜丸,每次1丸,每天2次。辛凉透表,清热解毒,有显著的退热作用。适用于发热重、口干口渴或口苦、咽喉肿痛、咳嗽、头痛身痛、舌尖红、苔薄白或薄黄、脉浮数者。③清瘟解毒丸,每天1丸,每天3次。

清瘟解毒,发散表邪。适用于恶寒发热、无汗头痛、咽喉肿痛、两腮红肿、苔黄、脉浮数者。③牛黄解毒丸,每天1～2丸,每天2次。清热解毒,散风止痛。适用于头目眩晕、咽喉肿痛、大便秘结、小便短赤、舌红苔黄、脉数者。

(5)临证参考。

本病急性感染期症状类似外感风热证,若无明确的感染病史和现代免疫学、病毒学诊断,不宜过早诊断。即便得到确诊,常无合适药物可用。一般参考外感风热证论治,以辛凉宣透为主。尤其是注意不宜用清热解毒口服液、双黄连口服液、抗病毒口服液、清开灵口服液等苦寒类制剂,因其有凉遏冰伏之弊,不利毒邪外透。本病慎用针刺治疗,防止交叉感染和医务人员职业暴露感染。

(二)慢性进展期(无症状期)

1.湿热内蕴

(1)症舌脉:脘痞纳呆,便溏不爽,头晕昏沉,面白无华,甚至面浮肢肿,身困乏力,语声重浊,口渴不欲多饮,小便黄,女子带下黏稠味臭,舌质红,苔厚腻、或黄腻、或黄白相兼,脉濡数或滑数。

(2)病机分析:艾毒其性湿热,湿热久留体内,湿热互结,热不得越,湿不得泻,脾土受困,健运失职,则脘痞纳呆,便溏不爽;湿性重浊,则身困乏力,语声重浊;湿邪阻遏三焦,气化失司,气血津液代谢失常,故面失所荣而面白无华,甚至面浮肢肿;湿热下注,则小便黄,女子带下黏稠味臭。口渴不欲多饮,舌质红,苔厚腻、或黄腻、或黄白相兼,脉濡数或滑数为湿热内蕴之象。

(3)治法:清热祛湿。

(4)方药运用。

常用方:三仁汤(《温病条辨》)加减。

组成:杏仁、白蔻仁、薏苡仁、滑石、通草、竹叶、厚朴、半夏。

加减:本证临床应用时多加藿香、佩兰、苍术以增强化湿之力。身热恶寒,胸闷口腻者,加藿香、茯苓;发热身痛、渴不多饮者,加黄芩、滑石;体虚乏力、面色苍白者,去滑石、竹叶、木通,加党参、黄芪、怀山药。

常用中成药:湿毒清胶囊,每次3～4粒,每天3次。养血润燥、化湿解毒。用于血虚湿毒蕴结皮肤者。

2.湿热蕴毒

(1)症舌脉:手足、耳鼻口咽、头面、阴部等处疱疮或红肿溃烂、瘙痒流水,或兼发热,烦渴,喜冷饮,溲赤便秘,甚则神昏斑疹,小便闭涩,舌红苔黄腻,脉濡数或滑数等。

(2)病机分析:艾毒羁留体内日久,湿热之邪蕴结成毒而致病。湿热毒邪侵入肌体,郁久毒发,与气血相搏于手足、耳鼻口咽、头面、阴部等处而发生疱疮、溃烂、瘙痒、渗液等,且湿邪重浊而黏滞,故缠绵难愈。热邪内扰,故发热,烦渴,喜冷饮,溲赤便秘,甚则神昏斑疹,小便闭涩。舌红苔黄腻,脉濡数或滑数,为湿热内蕴之象。

(3)治法:清热泻火,祛湿解毒。

(4)方药运用。

常用方:龙胆泻肝汤(《医方集解》)加减。

组成:龙胆草、黄芩、栀子、柴胡、泽泻、木通、当归、生地黄、车前子、生甘草。

加减:若肝胆实火较盛,可去木通、车前子,加黄连以助泻火之力;若湿盛热轻者,可去黄芩、生地黄,加滑石、薏苡仁以增利湿之功;若玉茎生疮,或便毒悬痈,以及阴囊肿痛,红热甚者,可去柴胡,加野菊花、蒲公英、紫花地丁、天葵子以泻火解毒。

常用中成药:①龙胆泻肝丸,每次 6 g,每天 2~3 次。清泄肝胆湿热。适应于肝胆湿热所致的便秘,头晕目眩,耳鸣,耳聋,目赤口苦,两胁作痛,耳鼻生疮,阴蚀痒痛,小便短赤等。②防风通圣丸(片),每次 6 g 或 2~3 片,每天 2~3 次。解表通里,清热解毒。用于外寒内热,表里俱实,恶寒壮热,头痛咽干,小便短赤,大便秘结,瘰疬初起,风疹湿疮等。③小败毒膏,每次 15 g,每天 2 次,热开水化服。清热解毒,消肿散湿。用于脏腑湿毒,热邪内伏,外受时邪所致疮疡,疖肿欲溃,风湿疙瘩,周身刺痒及瘟毒痄腮等。④冰硼散,吹敷患处,每次少量,每天数次。清热解毒,消肿止痛。用于咽喉疼痛,牙龈肿痛,口舌生疮等。

3.痰热内扰

(1)症舌脉:平素饮食不节,或嗜食辛辣厚腻,易于心烦急躁,口苦吞酸,呕恶嗳气,失眠,目眩头晕,苔腻而黄,脉滑数。

(2)病机分析:本证系由各种原因影响津液的正常输布和运行,停聚生湿,积湿生痰,因痰生热,痰热扰动而出现的病证。平时嗜食辛辣厚腻,湿热蕴聚成痰,郁久化热,痰热上扰心神,故见心烦急躁,目眩头晕,失眠多梦等症状;痰热阻滞气机,脾胃升降失司,故口苦吞酸,呕恶嗳气。苔腻而黄,脉滑数,为痰热内扰之象。

(3)治法:化痰清热,理气和中。

(4)方药运用。

常用方:温胆汤(《三因极一病证方论》)加减。

组成:半夏、竹茹、枳实、橘皮、白茯苓、炙甘草。

加减:若心内烦热者,加黄连、麦冬以清热除烦;口燥舌干者,去半夏,加麦冬、天花粉以润燥生津。

常用中成药:①礞石滚痰丸,每次6~12 g,每天1次。降火逐痰、散结通便。用于实热顽痰,发为癫狂惊悸,或咳喘痰稠,大便秘结。②安神温胆丸,大蜜丸,每次1丸,每天2次。和胃化痰,安神定志。用于心胆虚怯,触事易惊,心悸不安,虚烦不寐等。

4.肝郁气滞

(1)症舌脉:平素性格内向,情感脆弱,得知感染艾毒后,更是焦虑恐惧,情志抑郁,善太息,胸胁或少腹胀满窜痛,失眠多梦,心烦急躁,不能控制自己的情绪,甚至产生轻生念头,妇女可见乳房作胀疼痛,痛经,月经不调,甚则闭经,乳房少腹结块,颈项瘰疬,舌苔薄白,脉弦。

(2)病机分析:本证系由肝失条达、疏泄失职、气机郁滞不畅而出现的病证。肝性喜条达恶抑郁,肝失疏泄,气机郁滞,经脉不利,故胸胁或少腹胀满窜痛,情志抑郁,善太息。女子以血为本,冲任隶属于肝,肝郁气滞,血行不畅,气血失和,损伤冲任,故见乳房作胀疼痛,痛经,月经不调,甚则闭经,气滞痰结则为瘰疬。舌苔薄白,脉弦,为肝气郁滞之象。

(3)治法:疏肝理气。

(4)方药运用。

常用方:柴胡疏肝散(《景岳全书》)加减。

组成:柴胡、川芎、香附、陈皮、枳壳、芍药、甘草。

加减:少气乏力者,加黄芪;胸胁胀痛甚者,加延胡索、郁金、川楝子;嗳气频作、脘腹胀闷者,加旋覆花、赭石、半夏;脘腹痞满、嗳腐厌食者,加焦三仙、鸡内金、莱菔子;妇人经前乳胀腹痛、经行血块者,加桃仁、红花、当归、益母草、丹参;肝郁脾虚、肠鸣腹痛、大便泄泻者,加白术、防风、茯苓、白扁豆;肝郁化火、嘈杂烧心者,可加入川楝子、山栀子、郁金。

常用中成药:①逍遥丸,每次6~9 g,每天1~2次。疏肝健脾,养血调经。适用于肝郁、血虚、脾弱所引起的两胁作痛、低热时冷、头痛目眩、口燥咽干、神疲食少,或月经不调、乳房作胀等。②舒肝丸,大蜜丸,每次1丸,每天2次。疏肝理气,和胃止痛。适用于肝气郁结而引起的胸胁或少腹胀满窜痛,失眠多梦,心烦急躁。③越鞠丸,每次6 g,每天2次。行气解郁。适用于精神抑郁,情绪不宁,胸胁疼痛,脘闷嗳气,腹胀纳呆,女子月事不行或痛经,两侧胁痛,或胀痛或刺痛,胸膈痞闷等。

5.肺脾气虚

(1)症舌脉:少气懒言,身困乏力,动则气喘或咳喘日久,食少脘胀或便溏,咳声低微,痰白而稀,自汗,易感冒,神疲,肢困,面白无华,甚至面浮肢肿,舌淡或淡胖有齿痕,苔白或白滑,脉虚弱或沉细。

(2)病机分析:本证系艾毒不断损伤人体元气,造成脏腑不足所成的虚证。肺气虚,宣降失职,气逆于上,则咳喘日久不止,短气,表卫不固,所以极易感受外邪而患感冒;气虚水津不布,湿聚成痰,则痰多稀白。脾气虚,健运失职,则食欲不振,腹胀便溏。气虚则全身功能活动减退,故少气懒言,身困乏力;气虚运血无力,面失所荣,故面白无华;脾虚水湿不运,泛溢肌肤,则面浮足肿。舌淡苔白,脉细弱为气虚之象。

(3)治法:补肺益气,健脾扶中。

(4)方药运用。

常用方:参苓白术散(《太平惠民和剂局方》)加减。

组成:人参、白茯苓、白术、莲子肉、桔梗、白扁豆、山药、薏苡仁、砂仁、甘草。

加减:便溏随情志不畅而加重伴两胁作痛、脘腹胀满,加香附、白芍、郁金;水样便伴食欲不振,口淡不渴,泛恶欲吐,重用人参、薏米,加藿香、佩兰;兼里寒而腹痛者,加干姜、肉桂以温中祛寒止痛;头晕少气,四肢麻木,爪甲不华,加枸杞子、当归、木瓜。

常用中成药:参健脾丸,大蜜丸,每次2丸,每天2次。健脾益气,消食和胃。适用于脾胃虚弱,消化不良,食欲不振,脘胀呕恶,腹痛便溏等。

6.气血亏虚

(1)症舌脉:面色苍白或萎黄,身疲倦怠乏力,头晕目眩,气短,懒言,自汗,易患感冒,心悸失眠,肢体麻木,唇甲色淡,月经量少色淡延期或闭经,舌质淡,脉细弱。

(2)病机分析:本证系由元气损伤后所造成的脏腑气血生化功能衰退,尤其是中焦脾胃化源不足,致使气虚累及血虚,或血虚导致气虚而出现的病证。气血亏虚,不能濡养头目、上荣舌面,故见头晕目眩,唇舌色淡,面色苍白或萎黄;由于元气不足,脏腑功能衰退,故出现气短,懒言,身疲倦怠乏力;卫气虚弱,不能固护肤表,故为自汗,易患感冒;血不养心、养神,心神不宁,故见心悸失眠;血少不能濡养经脉、肌肤,则手足麻木,指甲色淡;血海空虚,冲任失充,故妇女月经量少色淡延期或闭经,血虚而脉失充盈,故脉细无力。

（3）治法：气血双补。

（4）方药运用。

常用方：归脾汤（《济生方》）加减。

组成：黄芪、人参、白术、龙眼肉、茯神、酸枣仁、木香、炙甘草、当归、远志。

加减：血虚明显者，加熟地；有出血倾向者，加阿胶、艾叶；食欲不振者，可加焦三仙、鸡内金；阴虚有火而口干、心烦不安者，加生地黄、麦冬、黄连、合欢皮；情绪抑郁、胸闷不行，加佛手、绿萼梅、八月札；心肾不交、心悸失眠，多梦遗精者，加黄连、肉桂、酸枣仁。

常用中成药：①人参归脾丸，大蜜丸每次 1 丸，小蜜丸每次 9 g，水蜜丸每次 6 g，每天 3 次；片剂每次 4 片，每天 2 次，用温开水或生姜汤送服。益气健脾，养血安神。适用于心脾两虚，气短心悸，贫血头晕，肢倦乏力，食欲不振，崩漏便血等。②人参养荣丸，大蜜丸，每次 1 丸，每天 2 次。温补气血，养心安神。适用于气虚血亏，失眠怔忡，面色白，形瘦神疲，食少无味，惊悸健忘，虚热自汗，皮肤干燥或毛发脱落，舌淡胖苔薄白，脉虚弱等。③补中益气丸，每次 6 g，每天 2 次。健脾益胃，补气养血。适用于气血虚弱，中气不足引起的气短烦闷，咳嗽喘息，畏风自汗，头晕耳鸣，脾虚之泻等。④十全大补丸，大蜜丸，每次 1 丸，每天 3 次。益气养血，温中补阳，通利血脉，健脾补肾。适用于面色苍白、气短乏力、头晕心悸，气血两虚引起的月经失调，经常自汗出、伴畏风寒、易伤风感冒等。

7.脾肾阳虚

（1）症舌脉：腹部冷痛，久泄久利，完谷不化，神疲腰酸，形寒肢冷，面浮肢肿或面色灰黯或黧黑，小便量少或清长，男子阳痿遗精或早泄或不育，妇女带下清稀或宫寒不孕，舌质淡或淡黯，舌体胖边有齿痕，苔白或滑或灰黑而滑，脉沉迟而弱。

（2）病机分析：本证是由于艾毒内侵、损伤元气，造成脾肾阳虚、阴寒内盛。脾肾两脏阳气虚衰，温煦、运化、固摄作用减弱则腹部冷痛，久泄久利，完谷不化；阳气虚，阴寒内盛，则神疲腰酸，形寒肢冷；肾阳虚，膀胱气化失司，则小便量少或清长；肾阳衰微，不能蒸发化生精气，则男子阳痿遗精或早泄或不育，妇女带下清稀或宫寒不孕；阳气虚，水气泛滥，则面浮肢肿或面色灰黯或黧黑；舌淡胖，苔白滑，脉沉细，为阳虚阴盛之象。

（3）治法：温补脾肾。

（4）方药运用。

常用方：理中丸（《伤寒论》）合金匮肾气丸（《金匮要略》）加减。

组成：干姜、人参、白术、炙甘草、桂枝、附子、山药、山萸肉、干地黄、泽泻、茯苓、牡丹皮。

加减：体虚气短甚者重用人参，加黄芪；心悸胸闷、喘促失眠者加远志、枣仁、石菖蒲；大便溏甚者，加炒扁豆、煨诃子；呕吐者，加法半夏、丁香。

常用中成药：①参桂理中丸，大蜜丸，每次 1～2 丸，每天 2 次，姜汤或温开水送服。温中散寒。用于脾胃虚寒，阳气不足引起的腹痛泄泻，手足厥冷，胃寒呕吐，寒湿疝气，妇女血寒，行经腹痛。②附桂理中丸，蜜丸，每丸重 10 g；小蜜丸，每瓶重 120 g；水泛丸，每袋重 10 g。每次 10 g，每天 2 次。温中散寒，健脾止痛。用于阳气不足，四肢厥冷，脾胃虚寒，胃脘冷痛等。③金匮肾气丸，大蜜丸每次 1 丸，每天 2 次；水丸每次 8 粒，每天 3 次；温开水送服。温补肾阳，化气行水。用于肾虚水肿，腰膝酸软，小便不利，畏寒肢冷等。

8.气阴两虚

(1)症舌脉：神疲乏力，气短懒言，自汗盗汗，手足心热，身体消瘦，体重减轻，干咳少痰，口干咽燥，舌体瘦薄，舌红或淡红少津或有裂纹，或苔少而干，或花剥，脉虚数，或细数。

(2)病机分析：艾毒久稽体内，耗伤元气，艾毒以湿为主，郁久化热，热烁津液，耗伤阴津，久则导致气阴两虚。气虚则神疲乏力，气短懒言，自汗出；阴虚则盗汗，手足心热，身体消瘦，干咳少痰，口干咽燥；舌体瘦薄，舌红或淡红少津或有裂纹，或苔少而干，或花剥，脉数，或细数，均为气阴两虚之征象。

(3)治法：益气滋阴。

(4)方药运用。

常用方：补中益气汤(《脾胃论》)合左归丸(《景岳全书》)加减。

组成：黄芪、人参、白术、炙甘草、当归、橘皮、升麻、柴胡、枸杞子、山萸肉、炒山药、菟丝子、鹿角胶、龟甲胶、熟地。

加减：咽干咳嗽加天花粉、麦冬、五味子；潮热盗汗，加青蒿、鳖甲、乌梅；腹泻去当归，加茯苓、苍术、益智仁。

常用中成药：①补中益气丸，每次 6 g，每天 2～3 次。片剂每次 4～5 片，每天 3 次；口服液每次 10 mL，每天 2～3 次；膏剂每次 10 g，每天 2 次。补中益气，升阳举陷。适用于脾胃虚弱，中气下陷，体倦乏力，食少腹胀，久泻、脱肛，子宫脱垂等。②六味地黄丸，水蜜丸每次 6 g，小蜜丸每次 9 g，大蜜丸每次 1 丸，每天 2 次。滋阴补肾。适用于肾阴亏损，头晕耳鸣，腰膝酸软，骨蒸潮热，盗汗遗精，消渴等。

(三)典型发病期(艾滋病期)

本病进入该期,机体元气虚衰,湿、热、痰、瘀诸毒互结,虚实错杂。热毒内蕴、痰热壅肺,或肺肾两虚、气阴衰竭,或气虚血瘀、邪毒壅滞,或气郁痰阻、瘀血内停,或脾肾亏虚、湿邪阻滞,或元气虚衰、肾阴亏涸,甚或以上诸证交错,变证丛生,已属晚期,病入膏肓。若失治或治疗不当,则很快阴阳离决而亡。目前,针对该期患者,使用抗病毒药物治疗是首选,可明显降低死亡率。

由于此期患者正气虚衰,极易感受外邪而出现发热、咳嗽、泄泻、痞满、头痛、疮疡等兼证或并发症,可参考以下"常见兼证和并发症的治疗"进行辨证论治,可改善症状,提高生活质量。但在此期若单纯运用中医药治疗尚显力量薄弱,疗效不甚理想。

八、常见症和并发症治疗

艾滋病进入发病期后,出现以下常见症和并发症,成为疾病当时的主要矛盾,可参考以下辨证论治。

(一)发热

1.风热郁卫证

(1)临床表现:发热、头痛、咽喉红肿、微恶风寒、鼻塞、流黄涕、汗出而热不解、舌质红、苔薄黄或薄白而燥、脉浮数。

(2)治法:辛凉解表、清热解毒。

(3)常用方:升降散(《升降散》)合银翘散(《温病条辨》)加减。

2.风寒袭表证

(1)临床表现:恶寒发热、头痛或身痛无汗、或鼻塞、流清涕、舌质淡红、苔薄白而润、脉浮紧。

(2)治法:辛温发汗、散风解表。

(3)常用方:荆防败毒散(《摄生众妙方》)。

3.湿热郁遏证

(1)临床表现:身热不扬、午后热甚、身体困重、胸闷不饥、舌质红、苔白腻或薄黄腻、脉濡数。

(2)治法:清利湿热、宣畅气机。

(3)常用方:三仁汤(《温病条辨》)。

4.气虚发热证

(1)临床表现:长期发热、时轻时重、消瘦、倦怠乏力、气短懒言、或汗出、或无汗、舌质淡或正常、苔薄白、脉虚数或洪大无力。

(2)治法：补中益气、佐以清热。

(3)常用方：补中益气汤(《脾胃论》)加减。

(二)咳嗽

1.风寒袭肺证

(1)临床表现：咳嗽喉痒、咯白黏痰或无痰、遇风咳甚，兼见头痛无汗、恶寒微热、鼻流清涕、舌淡红、苔白稍厚、脉浮紧或无力。

(2)治法：祛风止咳、理肺化痰。

(3)常用方：杏苏散(《温病条辨》)加减。

2.风热犯肺证

(1)临床表现：咳嗽、咳痰色黄、发热头痛、流黄涕、咽喉疼痛、舌质红、苔薄黄、脉浮数。

(2)治法：疏风清热、宣肺止咳。

(3)常用方：桑菊饮(《温病条辨》)加减。

3.痰湿蕴肺证

(1)临床表现：咳嗽反复发作、咳声重浊、痰多、因痰而嗽、痰出则咳平、痰粘腻或稠厚成块、色白或带灰色、每于早晨或食后则咳甚痰多、进食甘甜油腻食物时咳痰加重、或伴胸闷、脘痞、呕恶、食少、体倦、舌苔白腻、脉濡滑。

(2)治法：燥湿化痰、理气止咳。

(3)常用方：二陈汤(《太平惠民和剂局方》)合三子养亲汤(《韩氏医通》)加减。

4.痰热壅肺证

(1)临床表现：咳嗽或喘、咳痰黄稠、或发热或不发热、或鼻塞、流黄涕、舌质红、苔黄、脉浮滑或数。

(2)治法：清化痰热、宣肺止咳。

(3)常用方：麻杏石甘汤(《伤寒论》)合《千金》苇茎汤(《备急千金要方》)加减。

5.气虚感寒证

(1)临床表现：反复咳嗽或喘、汗出恶风、咳痰色白、鼻塞流涕、遇风寒则咳甚、舌质淡红、苔白、脉浮虚。

(2)治法：益气宣肺、散寒止咳。

(3)常用方：参苏饮(《太平惠民和剂局方》)加减。

6.肺阴亏耗证

(1)临床表现:干咳、或痰中带血丝、口干咽燥、午后潮热、盗汗、神疲消瘦、舌质红、苔少、脉细数。

(2)治法:滋阴润肺、化痰止咳。

(3)常用方:沙参麦冬汤(《温病条辨》)加减。

(三)痞满

1.脾胃虚弱证

(1)临床表现:脘痞纳差、倦怠乏力、少气懒言,或大便溏薄、舌质淡、苔薄白、脉沉弱。

(2)治法:健脾益气、行气消痞。

(3)常用方:香砂六君子汤(《太平惠民和剂局方》)。

2.痰湿内阻证

(1)临床表现:脘腹痞满、恶心呕吐、纳呆、口淡不渴、舌体胖大、边有齿痕、苔白厚腻、脉沉滑。

(2)治法:燥湿化痰、理气宽中。

(3)常用方:二陈汤(《太平惠民和剂局方》)合平胃散(《太平惠民和剂局方》)加减。

3.肝郁脾虚证

(1)临床表现:腹胀脘痞、胸胁胀满、善太息、食后或遇情志刺激则痞胀甚、纳少、大便正常或溏、舌质淡、苔白、脉弦细。

(2)治法:疏肝健脾、理气消痞。

(3)常用方:逍遥散(《太平惠民和剂局方》)加减。

4.寒热错杂证

(1)临床表现:心下痞满或微痛、恶心、呕吐、或腹胀、肠鸣泄泻、舌质红、苔厚、黄白相兼、脉沉弦。

(2)治法:和中降逆、除满消痞。

(3)常用方:半夏泻心汤(《伤寒论》)加减。

(四)泄泻

1.脾胃虚弱证

(1)临床表现:腹泻便溏、水谷不化、食少纳呆、饮食不慎则加重、舌质淡、苔薄白、脉细弱。

(2)治法:益气健脾、渗湿止泻。

(3)常用方:参苓白术散(《太平惠民和剂局方》)加减。

2.脾肾阳虚证

(1)临床表现:便溏或泄泻日久、肢冷、乏力、面色晦黯、舌质淡、苔白滑、脉细弱或虚弦。

(2)治法:温补脾肾、固涩止泻。

(3)常用方:理中汤(《伤寒论》)合四神丸(《证治准绳》)加减。

3.湿邪困脾证

(1)临床表现:泻下如水、身体倦怠、小便不利、口不渴、胸闷腹胀、舌质稍淡、苔白腻、脉濡缓。

(2)治法:健脾燥湿、淡渗分利。

(3)常用方:胃苓汤(《丹溪心法》)加味。

4.湿热互结证

(1)临床表现:下痢臭秽、肛门灼热、小便短赤、身热口干、舌质红、苔黄腻、脉滑数。

(2)治法:清热解表、燥湿止泻。

(3)常用方:葛根芩连汤(《伤寒论》)。

(4)临证参考:对于泄泻虚证者,可选用艾条温和灸治疗,常取神阙、关元、足三里,每穴 15～20 分钟,每天 1～2 次,维持治疗 1～2 月,疗效较好。

(五)头痛

1.气血亏虚证

(1)临床表现:头痛而晕、心悸不宁、遇劳加重、自汗、气短、畏风、神疲乏力、舌质淡、苔薄白、脉沉细而弱。

(2)治法:补益气血。

(3)常用方:八珍汤(《正体类要》)加减。

2.痰浊上扰证

(1)临床表现:头痛昏蒙、胸脘满闷、呕恶痰涎、舌体胖大有齿痕、苔白腻、脉沉弦或沉滑。

(2)治法:健脾化痰、降逆止痛。

(3)常用方:半夏白术天麻汤(《医学心悟》)加减。

3.瘀血阻络证

(1)临床表现:头痛经久不愈、其痛如刺、固定不移、舌紫或有瘀斑、瘀点、苔薄白、脉沉细或细涩。

(2)治法:通窍活络、化瘀止痛。

(3)常用方:通窍活血汤(《医林改错》)。

(六)口疮

1.湿热熏蒸证

(1)临床表现:口腔黏膜上出现片状、菌状白色或灰白色斑块,松厚易拭去,但不久又可出现,多见于软腭、咽峡、附着龈,或见两口角糜烂,或见双侧舌缘出现白色或灰白色斑块,甚可蔓延至舌背和舌腹、呈垂直皱褶或毛茸状、不能被擦去、男性较女性多见,或见牙齿根部腐溃、牙根宣露、伴口干口粘、肢困腹胀,舌质红、舌体胖大、或有齿痕、舌苔白厚腻、脉沉濡。

(2)治法:清热利湿、解毒消糜。

(3)常用方:甘露消毒丹(《医效秘传》)加减。

2.火热熏灼证

(1)临床表现:口腔黏膜出现单个或多个大小不等的圆形或椭圆形溃面、周围红肿、溃面上覆黄白膜、疼痛明显、或见牙龈红肿疼痛、边缘呈火红色线样改变、渗血渗脓、伴心烦、口苦口干、小便黄赤、大便干、舌质红、苔黄、脉数。

(2)治法:清热泻火、凉血解毒。

(3)常用方:凉膈散(《太平惠民和剂局方》)合导赤散(《小儿药证直诀》)加减。

3.虚火上扰证

(1)临床表现:口腔黏膜反复发作的慢性溃疡、溃面大、久不愈合、溃面周围微红微肿、疼痛不明显、或见牙龈萎缩、牙齿松动、伴乏力、头晕、五心烦热、失眠多梦、口干乏津、舌质红、少苔、或舌现裂纹、脉细数。

(2)治法:养阴清热、敛疮生肌。

(3)常用方:归芍天地煎合知柏地黄汤(《医宗金鉴》)加减。

(七)蛇串疮

1.经湿热证

(1)临床表现:皮肤簇集性水疱、色鲜红、疱壁紧张、成带状、灼热刺痛、伴口苦咽干、烦躁易怒、便秘溲赤、或有发热、舌质红、苔黄或黄腻、脉弦滑数。

(2)治法:清泻肝热、利湿解毒。

(3)常用方:龙胆泻肝汤(《医方集解》)加减。

2.脾虚湿蕴证

(1)临床表现:皮肤簇集性水疱、色淡红、疱壁松弛、呈带状、口中粘腻不渴、脘闷食少、腹胀便溏、舌质淡红、苔薄白而腻、脉沉缓或弦滑。

(2)治法:健脾和胃、行气利湿。

(3)常用方:胃苓汤(《丹溪心法》)加减。

3.气滞血瘀证

(1)临床表现:皮疹消退后、疼痛仍不止、舌质黯、苔薄白、脉弦涩。

(2)治法:活血化瘀、行气止痛。

(3)常用方:复元活血汤(《医学发明》)加减。

(八)瘾疹

1.风热袭表证

(1)临床表现:皮肤见丘疹、风团、自觉瘙痒、搔抓后皮疹增多、遇热加重、伴心烦、口干渴、舌质红、苔薄白或薄黄、脉浮数。

(2)治法:辛凉清热、疏风止痒。

(3)常用方:消风散(《太平惠民和剂局方》)加减。

2.肺卫不固证

(1)临床表现:皮疹反复发作、瘙痒、迁延数月以上、遇风寒或劳累后加剧、伴神疲乏力、舌质淡、苔薄、脉濡细。

(2)治法:益气固表、祛风止痒。

(3)常用方:玉屏风散(《丹溪心法》)加味。

九、急证及变证处理

艾滋病发展至终末期,元气逐渐衰败,毒邪日益炽盛,导致气化功能失常,或气闭于内而成闭证。若五脏元气衰竭,阴阳不能维系,则气脱于下而出现亡阳、亡阴,甚至阴阳俱亡之危候。

(一)闭证

1.阳闭——热毒炽盛、痰蒙清窍

(1)临床表现:高热烦躁,神昏谵语,惊厥抽搐,头痛剧烈,恶心呕吐,二便闭塞,舌质红,苔黄腻,脉滑数。

(2)病机分析:毒邪蕴久化热,热邪炽盛,逆传心包,必扰及神明,心主失其清灵之常,故高热烦躁,神昏谵语;里热炽盛,灼津炼液成痰,痰浊上蒙清窍,故头痛;恶心呕吐、舌质红、苔黄腻、脉滑数为热毒炽盛、痰涎壅盛之证。

(3)治法:清热解毒,凉血熄风,化痰开窍。

(4)常用方:羚羊钩藤汤(《通俗伤寒论》)加减。

(5)组成:羚羊角粉、钩藤、霜桑叶、滁菊花、生白芍、茯神、鲜地黄、川贝母、淡竹茹、生甘草。

(6)加减:抽搐加全蝎、僵蚕;喉中痰鸣加胆星、天竺黄、鲜竹沥;便秘腹胀加大黄。

(7)常用中成药:①安宫牛黄丸,口服或鼻饲,每次 1～2 丸。大人病重体实者,每天服 2～3 次;小儿服半丸,无效,再服半丸。清热开窍,豁痰解毒。适用于邪热内陷心包证。症见高热烦躁,神昏谵语,口干舌燥,痰涎壅盛,舌红或绛,脉数。②紫雪丹,口服或鼻饲,冷开水调,每次 1.5～3 g,每天 2 次。周岁小儿每次 0.3 g,每增 1 岁,递增 0.3 g,每天 1 次,5 岁以上小儿遵医嘱,酌情使用。清热开窍,镇惊安神。主治温热病,热邪内陷心包而致高热烦躁,神昏谵语,痉厥,口渴唇焦,尿赤便闭等症。③局方至宝丹,口服或鼻饲,每次 1 丸,每天 2 次。脉弱体虚者,人参汤化服,痰涎壅盛者可用生姜汁化服。清热解毒,豁痰开窍,重镇安神。主治痰热内闭而致神昏谵语,身热烦躁,痰盛气粗,舌红苔黄垢腻,脉滑数等症。④清开灵注射液,每次 20～40 mL,加入 500 mL 葡萄糖注射液中,静脉滴注,每天 1 次。清热解毒,化痰通络,醒神开窍。用于热病神昏,中风偏瘫,神志不清。⑤醒脑静注射液,每次 10～20 mL,加入 500 mL 葡萄糖注射液中,静脉滴注,每天 1 次。清热泻火,凉血解毒,开窍醒脑。用于热入营血,内陷心包,蒙闭心窍,高热烦躁,神昏谵语,舌绛脉数。

2.阴闭——痰湿蒙窍

(1)临床表现:神志不清,两手握固,喉中痰鸣,声如曳锯,兼见面白唇黯,痰涎壅盛,静而不烦,四肢欠温,二便闭塞,舌苔白腻,脉沉滑而缓。

(2)病机分析:毒邪日久,损伤机体元气,致使脾胃衰败,运化功能失职,痰浊内生,壅滞经脉,上蒙清窍,故神志不清,痰涎壅盛;湿为阴邪,易伤人体阳气,阻遏气机,故见静而不烦,四肢不温;舌苔白腻,脉沉滑而缓为痰湿蒙窍之证。

(3)治法:燥湿涤痰,宣窍醒神。

(4)常用方:涤痰汤(《奇效良方》)加减。

(5)组成:姜半夏、胆南星、陈皮、枳实、茯苓、竹茹、石菖蒲、僵蚕、党参、甘草。

(6)加减:寒象明显加附子、桂枝;兼有风象手足蠕动或震颤者,加天麻、钩藤;瘀象明显加黄芪、桂枝、丹参。

(7)常用中成药:苏合香丸,灌服或鼻饲,每次 1 丸,每天 1～2 次。温中行气,开窍醒脑。用于痰迷心窍所致的痰厥昏迷、中风偏瘫、肢体不利,以及中暑等。

(二)脱证

1.阳脱

(1)临床表现:四肢厥冷,全身冷汗淋漓,面色苍白,气息微弱急促,精神淡漠或神识朦胧,畏寒嗜卧,舌白润,脉浮数而空或微细欲绝。

(2)病机分析:艾滋病后期,五脏元气衰竭,或因吐泄太过,大汗失液,或亡血失血,气随血脱,阳气暴脱,而见手足厥冷,面色苍白,精神淡漠或神识朦胧,畏寒嗜卧;阴阳不能维系,肺肾之气散乱不收,故见大汗淋漓,气息微弱急促等。脉浮数而空或微细欲绝为虚阳外脱之象。

(3)治法:回阳救逆、益气固脱。

(4)常用方:四逆加人参汤(《伤寒杂病论》)加减。

(5)组成:人参、附子、干姜、甘草。

(6)加减:汗泄不止者加山萸肉、黄芪、龙骨、牡蛎;兼有瘀象者加黄芪、赤芍、丹参。

(7)常用中成药:①参附注射液,40～100 mL加入5%葡萄糖注射液或0.9%氯化钠注射液500 mL中,静脉滴注,可先快后慢,一直滴至阳气恢复,四逆改善为止。回阳救逆,益气固脱。主要用于阳气暴脱的厥脱症(感染性、失血性、失液性休克等);也可用于阳虚(气虚)所致的惊悸、怔忡、喘咳、胃疼、泄泻、痹症等。②四逆汤,每次10～20 mL,每天4～6次。温中祛寒,回阳救逆。用于阳虚欲脱之冷汗自出、四肢厥冷、下利清谷、脉微欲绝。

2.阴脱

(1)临床表现:身热汗出如油,口渴饮冷,唇干舌燥,面红,呼吸短促,烦躁不安,甚至昏迷谵妄,小便极少,舌红无津,脉细疾数无力。

(2)病机分析:毒邪持续耗伤气阴,终致气陷于下,阴竭于内而发亡阴。气阴耗伤,气不摄津故汗出如油;阴液耗竭,失去濡润之功,故口渴饮冷,唇干舌燥;津液化源告竭,故小便极少;阴虚内热,故面红身热;虚热上扰则烦躁不安,甚至昏迷谵妄。舌红干、脉细疾数无力为津枯虚热之象。

(3)治法:大补元气,敛阴生津。

(4)常用方:生脉散(《医学启源》)加减。

(5)组成:人参、麦冬、五味子。

(6)加减:汗出较多者加黄芪、山萸肉、龙骨、牡蛎;大便干结者加生地黄、玄参;兼有瘀象者加黄芪、赤芍、丹参。

(7)常用中成药:生脉注射液,20～60 mL,用5％葡萄糖注射液250～500 mL中,静脉滴注,每天1次。益气养阴,止渴固脱,敛汗生脉。用于气虚津亏,气阴两伤之心胸绞痛,头晕心悸,脉虚无力,汗多口渴,喘急欲脱,舌红少津,脉虚软或弦细数等症。

十、疗效评定标准

本病目前尚无统一的中医疗效评定标准。可根据体征和免疫学、病毒学指标的情况、临床症状等进行综合评定。

(一)免疫指标

有效:CD4细胞上升,疗后CD4细胞增加幅度≥30％或升高≥50/mm³。

稳定:CD4无变化或小幅度波动,疗后CD4细胞升高或下降＜30％或＜50/mm³。

无效:CD4细胞下降,疗后CD4细胞下降幅度≥30％或下降≥50/mm³。

(二)病毒载量

有效:血浆HIV-RNA水平下降,拷贝数降低≥0.5 log/mL;

稳定:HIV-RNA拷贝数上升或下降＜0.5 log/mL;

无效:血浆HIV-RNA水平持续上升,拷贝数上升≥0.5 log/mL。

十一、预后与转归

本病的预后不良,病死率很高,且发病后存活时间较短,多为2～3年。所以早期诊断、及早治疗从而延缓其发病显得尤为重要。一旦发病多因继发感染或多脏衰竭而致死亡。

本病的转归主要表现发病期的虚实错杂与转化。艾滋病发病后出现典型症状,多为日久正衰,气血阴阳亏虚,脏腑功能不足,出现五脏俱虚一派"虚劳"之证,以虚证为主;五脏功能受损,正虚日久,气血运行失常,或聚湿为痰为饮,或气滞血瘀,或化风化火,造成本虚标实、虚中夹实之证;痰浊水湿、气滞血瘀又进一步损及脏腑气血阴阳,导致阴阳两虚,气血耗竭,而形成至虚有盛候的真虚假实证,最终命元败亡、阴阳离决而终。

第十章 传染性非典型肺炎

2003 年 3 月 16 日,世界卫生组织(WHO)正式将该病命名为严重急性呼吸综合征(severe acute respiratory syndrome,SARS)。2003 年 4 月 8 日,我国将该病命名为传染性非典型肺炎(infectious atypical pneumonia,IAP),并将其列为法定管理传染病。该病是指由 SARS 冠状病毒(SARS-CoV)引起的一种具有明显传染性、可累及多个脏器系统的特殊肺炎。临床主要表现为发热、乏力、头痛、肌肉关节酸痛等全身症状和干咳、胸闷、呼吸困难等呼吸道症状,部分病例可有腹泻等消化道症状,胸部 X 线检查可见肺部炎性浸润影,实验室检查外周血白细胞总数不高或降低、抗菌药物治疗无效是其重要特征。重症病例表现明显的呼吸困难,并可迅速发展成为急性呼吸窘迫综合征(acute respiratory distress syndrome,ARDS)。近距离呼吸道飞沫传播、气溶胶传播、手接触传播是重要的传播途径。SARS 的潜伏期通常限于 2 周之内,一般 2～10 天,病程可分为早期、进展期和恢复期。SARS 与已知的由肺炎支原体、肺炎衣原体、军团菌及常见的呼吸道病毒所导致的非典型肺炎不同,其传染性强,病情重,进展快,对人类的健康危害较大。

SARS 符合《素问·刺法论》"五疫之至,皆相染易,无问大小,病状相似"的论述,属于中医学瘟疫、热病的范畴。其病因属疫毒之邪,由口鼻而入,以发热为首发症状,伴极度乏力、干咳、呼吸困难。起病急,病情重,传变快,主要病位在肺,亦可累及其他脏腑。其基本病机为邪毒壅肺、湿痰瘀阻、肺气郁闭、气阴亏虚。

本病起病急,循卫气营血传变,亦兼夹三焦传变,初起见卫分证,但很快出现气分表现,或卫气同病,少数患者出现营血分证表现,重症患者出现邪毒内陷、闭阻心肺、内闭外脱的危候,则极难救治;后期出现气阴两虚、肝肾不足表现。

根据 SARS 不同病理阶段，按照中医理论进行分期分型个性化辨证论治。早期应重视透邪外达，中期及极期当以扶正祛邪为主，中后期及时活血化瘀通络。并据患者湿、热、毒、瘀、虚的具体病机不同而进行个性化治疗以提高临床疗效。

一、诊断标准

参照中华中医药学会《传染性非典型肺炎(SARS)中医诊疗指南》，中医诊断标准如下。

本病以病程、热势、呼吸困难程度、胸片变化、气阴损伤情况等为辨证要点。早期以发热、乏力、干咳为主要临床表现；进展期以呼吸困难，高热为特征；恢复期以气短、乏力、咳嗽、胸闷、动则尤甚、腹胀为特征。

二、鉴别诊断

SARS 的诊断目前主要为临床诊断，在相当程度上属于排除性诊断，在作出 SARS 诊断前需要排除能够引起类似临床表现的其他疾病。因此，本病应与中医学中的普通感冒、时行感冒、风温肺热病、麻疹等相鉴别。

(一)普通感冒

因六淫之邪侵袭肺卫，导致卫表失和，肺失宣肃所致，临床表现以卫表和鼻咽部症状为主，多见鼻塞、流涕、打喷嚏、咳嗽、头痛、恶寒、发热、全身酸痛不适，脉浮，无卫气营血传变，亦不出现呼吸困难、发绀等瘀毒闭肺的重症表现，无传染性及群发特点，与 SARS 在流行病学特点、病因、发病过程、临床表现等有明显区别。SARS 呼吸道症状多不明显，以发热为首发症状，可伴有头痛、关节肌肉酸痛、干咳、胸痛、腹泻等症状，早期少有咳嗽、咳痰等肺系症状，中期以后逐渐发展为胸闷、气促、呼吸困难等肺衰的表现，有明显传染性及群发等特点。

(二)时行感冒

多因感受四季时行之邪而发病，呈流行性，在同一时期发病者人数剧增，且病症相似，与 SARS 一样具有传染性及群发特点；多突然起病，恶寒、发热、头痛、周身酸痛、疲乏无力，病情一般较感冒严重。一般不会像 SARS 出现气急、呼吸困难等严重表现，也无卫气营血传变趋势。本病与 SARS 有相似发病过程，但病因、临床表现及疾病进展、传变明显不同。SARS 因感受疫毒、疠气而发，具有明显的瘟疫病特征，疾病按卫气营血传变，常兼见三焦传变，临床表现以高热、呼吸困难为特点。

(三)风温肺热病

因感受风热之邪而发,属中医"温病"范畴,疾病传变由肺卫进入气分、营分、血分,少数可逆传心包,出现闭证、脱证,临床表现为发热、恶寒、咳嗽、咳痰、色黄或痰中带血、身痛、胸痛,严重者出现喘脱、昏迷、大汗淋漓、肢冷等逆证表现,本病病情严重程度较 SARS 轻,传变慢,病死率不高,无传染性及群发特点;SARS病情严重,传变快,起病 1 周开始出现喘促、发绀,甚则昏迷等喘闭的表现,病死率高,与本病在流行病学、病因、发病过程、临床表现及疾病的传变、严重程度上有明显区别。

三、证候诊断

参照中华医学会中华中医药学会制定的《传染性非典型肺炎(SARS)诊疗方案》标准。

(一)疫毒犯肺证

初起发热,或有恶寒,头痛,身痛,肢困,干咳,少痰,或有咽痛;乏力,气短,口干,舌苔白或黄或腻。

(二)疫毒壅肺证

高热,汗出热不解;咳嗽,少痰,胸闷,气促;腹泻,恶心呕吐,或脘腹胀满,或便秘,或便溏不爽;口干不欲饮,气短,乏力;甚则烦躁不安,舌红或绛,苔黄腻。

(三)肺闭喘憋证

高热不退或开始减退,呼吸困难、憋气胸闷,喘息气促,或有干咳、少痰、痰中带血;气短,疲乏无力;口唇紫黯,舌红或黯红,苔黄腻。

(四)内闭外脱证

呼吸窘迫、憋气喘促、呼多吸少,语声低微,燥扰不安,甚则神昏,汗出肢冷,口唇紫黯,舌黯红,苔黄腻。

(五)气阴亏虚、痰瘀阻络证

胸闷、气短,神疲乏力,动则气喘;或见咳嗽;自觉发热或低热,自汗,焦虑不安,失眠、纳呆,口干咽燥,脱发,月经异常,舌红少津,舌苔黄或腻。

四、病因

SARS 的发生与天行瘟疫毒邪袭人、正气不足有关。正气虚是发病的内在基础。正气是指机体正常的生理活动及内在的抗病能力。通常所谓"正气存内,邪不可干""邪之所凑,其气必虚",就是强调邪气致病是以正气虚为前提。2003年SARS暴发于冬春之际,气温起伏变化较大,如起居不慎、饮食不节或疲劳紧张均可使机体抵御外邪能力下降,易受病邪侵扰。在发病后,病情的转归仍然与正气的强弱关系密切,"正胜则邪退,邪盛则正衰"。这不仅符合SARS从发病到康复的人体正邪盛衰的变化规律,而且还符合某些人与非典患者密切接触后却不发病的特点。但在正气虚和天行瘟疫毒邪之间,天行瘟疫毒邪侵袭更占有重要的地位。疫毒比外感六淫致病性更强,毒力更大,且具有较强的传染性,人群普遍易感。当疫毒的侵袭能力超过人体正常的防御能力就会发病。正如明代温病大家吴又可在《瘟疫论》中指出:"疫者,以其延门阖户,又如徭役之役,众人均等之谓也","无问老少强弱,触之者即病"。因此,患者之所以感受疫毒发病,是因为先有正气不足,邪乃干之,感受疫毒后,引发湿热蕴毒,炼液为痰,热入营血而致血瘀,湿、热、毒、瘀错杂交结,更易耗伤人体正气,使正气更损。

五、病机

(一)发病

SARS发病于冬春之际,疫毒自口鼻而入,潜伏数日而突然起病。本病传染性强,人群普遍易感。

(二)病位

在肺,进而波及脾,后期累及心、肝、肾等多个脏腑。

(三)病性

根据病程的不同时期,虚实表现亦会有所不同。早期疫毒袭肺,湿热遏阻,以邪实表现为主;进展期湿热毒瘀壅阻肺部,损伤正气,导致正虚邪盛,虚实夹杂;恢复期以正虚邪恋为主,多表现为气阴亏虚、脾肾亏虚、湿瘀留恋。

(四)病势

本病起病急,病情重,进展快,危害大,循卫气营血传变,亦兼夹三焦传变,初起见卫分证,但很快出现气分表现,或卫气同病,少数患者出现营血分证表现,重症患者出现邪毒内陷,闭阻心肺,内闭外脱的危候,则极难救治;后期出现气阴两虚、肝肾不足表现。

(五)病机转化

本病病机是由外毒引发内毒,疫毒是发病的首要因素,邪毒由口鼻而入,是外来之毒。外来疫毒进入机体,感则一时不觉,先时蕴蓄,潜伏期一般为2～

12天,通常4～6天。逐渐出现高热、头痛、身痛、干咳等症状,舌苔黄、白腻,渐至高热神昏,胸憋喘促,便秘口臭或泻下秽浊。外邪引发湿热蕴毒,表里郁闭,再至湿热毒盛,耗伤气阴,致使脾肾亏虚。湿热之邪,阻遏气机,气滞则血瘀,津液不行则聚湿成痰,诸邪互结则进一步耗伤气阴。到疾病的恢复期,出现正虚邪恋、余毒未清之证。其瘀证也是因毒致瘀,其虚证,也是因毒致虚。此外诸邪交织,杂而为患,非典疫病,湿、热、瘀、毒往往交织在一起,临床单纯表现某一邪气症状多见于病情轻浅的患者,较重的患者,诸邪兼夹而见,尤其到了疾病进展期和高峰期更是如此。疫毒蕴肺,因毒生瘀,毒瘀交结,壅塞成痹。邪恋气分,搏在中焦,初期表现为邪犯肺卫或卫气同病的病证特点,持续几天后进入喘憋期,表现为湿热毒瘀闭肺,正气耗损,同时湿热阻遏少阳或邪伏膜原之证有时也可见到,并持续较长时间。部分患者病情较重,在高峰期出现神昏、大汗淋漓、发绀、舌绛、脉数等邪陷心包之证,但仍是气营同病,单纯营血症状较少见到。

(六)证类病机

1.邪犯肺卫证

疫毒自口鼻而入,首先犯肺。邪毒侵犯肺卫,正邪交争,故见寒热、身痛;疫毒壅肺,肺失宣降,故干咳、憋气。若兼杂湿邪,可见湿邪内阻所致的恶心、呕吐、腹泻、苔腻。正邪交争,疫毒之邪深入,可见气营同病,部分患者可见邪入心包,出现烦躁、神昏、谵语。疫毒壅肺,高热持续不退,则病情严重,易发变证。

2.疫毒壅肺证

疫毒之邪蕴结于肺,肺失宣降、肺气郁闭的病机在本病病程中有重要意义,表现为气促胸闷、喘息憋气。肺胃相关,气机升降失常,则出现脘腹胀满、纳差、恶心、呕吐。肺与大肠相表里,肺肠同病,可见便秘或腹泻。肺主气朝百脉,心肺同居上焦,肺气郁闭,百脉失调,可见喘憋发绀,舌晦黯或紫黯。

3.湿痰瘀阻证

疫毒之邪犯肺,肺气郁闭,气不流津,则津变为湿,湿蕴为痰;气为血帅,气不行则血不行,血不行则为瘀。故形成湿痰瘀阻于肺的状态。湿痰瘀既是病理产物,也是致病因素。痰湿内郁则见恶心、呕吐、腹泻、苔腻、脉缓等;湿浊痰瘀阻肺,影响肺气宣发肃降,肺气郁闭,气不流津,痰瘀闭肺,损伤肺络,故表现为干咳、痰难咳出或痰中带有血丝等。

4.气阴亏虚证

疫毒之邪耗气伤阴,肺之气阴亏虚在感邪后发病初期就可出现。发病早期就可出现乏力、倦怠、懒言、口干、自汗等症,而且气阴损伤越早出现,病情越重。

随病程进展,肺之气阴进一步损伤,则肺病及心、气病及血、肺病及肾、肾不纳气,可见不同程度的心悸心慌、喘憋欲脱,严重者心阳暴脱,可见心率猝然缓慢,体温血压下降,四末发冷,冷汗淋漓等。后期常见口干口渴、五心烦热、动则汗出气喘、腹胀纳呆等表现。

六、辨证思路

(一)详问病史

患者发病前2周内曾到过或居住于报告有SARS疫情的地区;或曾与发病者有过密切接触史,包括与SARS患者共同生活,照顾SARS患者,或曾经接触SARS患者的排泌物,特别是气道分泌物等。详细询问发病时间、地点、发病过程,重视临床四诊资料的收集。

(二)辨病位

温病多循卫气营血传变,常兼杂三焦传变,初感疫毒,邪气在卫,出现发热,伴有畏寒、肌肉酸痛、关节酸痛、头痛、乏力等症状;继而疫毒进入气分,则会出现持续性的壮热、口渴;若失治误治,或邪毒炽盛,进一步进入营血分则出现身热夜甚,烦躁,呛咳或有咯血,口干不欲饮,汗出,舌红绛或黯紫,脉细浅数,唇暗面紫等症状;当邪无出路,疫毒内闭,而逆传心包,出现神昏,汗出如雨,四肢厥逆,脉微欲绝的危候,则难治。

(三)详辨分期和病机

早期一般为病初的1~7天,疫毒之邪外受,邪犯肺卫。正邪交争,实多而虚少,以发热、头痛、关节肌肉酸痛、乏力、干咳为主要临床表现。进展期多发生在病程的8~14天,个别患者可更长。疫毒之邪郁闭肺气,正气损伤。正邪交争,虚实夹杂,湿热瘀毒壅阻肺络,肺失宣降,表现为呼吸困难,气促胸闷,憋气喘息,邪毒内盛,肺气受损,进而累及心气、肾气。恢复期时疫毒之邪渐退,正气耗损。体温逐渐下降,临床症状缓解,主要以气短、乏力、咳嗽、胸闷胸痛、动则尤甚、心悸、脱发、月经失调或延期、腰膝关节酸痛、纳呆、便溏为特征。以邪退正虚、湿瘀留恋为基本病机。

SARS的治疗原则为:①早治疗:早期治疗,透邪外出,截断扭转,阻止病情发展及恶化。②重祛邪:清热解毒、透邪化浊要贯穿治疗始终。③早扶正:但见虚象,及时扶正。④防传变:初见传变的端倪即可采取措施,先于病机控制病势,阻止传变。根据SARS不同病理阶段,按照中医理论进行分期分型个性化辨证论治。早期应重视透邪外达,中期当以清热解毒化湿为主,恢复期应益气养阴,及时活血化瘀通络为主。并据患者湿、热、毒、瘀、虚的具体病机不同而进行个性化治疗以提高临床疗效。

早期多在发病后 1～5 天,针对湿遏肺卫的病机特点及时辨证配伍使用辛凉解表或适当配伍芳香化浊之品,以透邪外达;中期多在发病后 3～10 天,针对湿热毒邪壅滞的病机特点,重视宣畅气机以和解达邪,如虚证已现,及时适当配伍扶正之品以扶正达邪;极期多在发病后 7～14 天,针对湿热毒瘀互结而正气耗损明显的特点,在清热化湿解毒化瘀的同时大力扶正以助患者度过危险期;恢复期多在发病后 10～14 天以后,病机以正虚邪恋,易夹湿夹瘀为主要特点,治疗强调扶正透邪,并重视化湿、活血,以促进人体正气恢复及炎症病灶吸收以减少后遗症,加速脏器功能的修复。

七、分证论治

参照中华医学会、中华中医药学会制定的《传染性非典型肺炎(SARS)诊疗方案》标准。

(一)疫毒犯肺

1.症舌脉

初起发热,或有恶寒,头痛,身痛,肢困,干咳,少痰,或有咽痛;乏力,气短,口干,舌苔白或黄或腻。

2.病机分析

此证多见于早期。疫毒之邪,自口鼻而入,侵袭肺卫,正邪交争于表,故发热、恶寒、头身疼痛,肺气失宣见干咳、少痰,疫毒夹湿而肢困、苔腻,疫毒之邪伤及气阴,故见乏力、口干。

3.治法

清肺解毒、化湿透邪。

4.方药运用

(1)常用方:银翘散、三仁汤(《温病条辨》)加减。

(2)组成:银花、连翘、黄芩、柴胡、青蒿、白蔻、杏仁炒、生薏苡仁、沙参、芦根。

(3)加减:无汗者加薄荷,热甚者加生石膏、知母,苔腻甚者加藿香、佩兰,腹泻者加黄连、蚕砂,恶心呕吐者加制半夏、竹茹、苏梗。肌肉酸痛甚者加羌活、独活、荆芥。

(4)常用中成药:①新雪颗粒,每次 1.5～3 g,每天 2 次。清热解毒。用于外感热病,热毒壅盛证,症见高热,烦躁者。②板蓝根颗粒,每次 1 袋,每天 3 次。清热解毒。用于病毒性感冒、咽喉肿痛。③清开灵注射液,20～40 mL 加入 5％葡萄糖注射液或 0.9％氯化钠注射液 250 mL 中,静脉滴注,每天 1 次。清热解毒,化痰通络,醒神开窍。用于热病神昏、神志不清者。

5.临证参考

本证多见疾病早期,本病早期病机以湿(热)疫毒阻遏卫气为特点。治疗强调宣透之法,因势利导,透邪外达。可予宣透化湿清热为法,根据湿热偏重不同,病位在肺、在卫表、在气分轻重不同,部分夹有湿阻胃肠表现,方剂还可选用藿香正气丸、藿朴夏苓汤、麻杏甘石汤、升降散。

(二)疫毒壅肺

1.症舌脉

高热,汗出热不解;咳嗽,少痰,胸闷,气促;腹泻,恶心呕吐,或脘腹胀满,或便秘,或便溏不爽;口干不欲饮,气短,乏力;甚则烦躁不安,舌红,苔黄腻。

2.病机分析

本证多见于早期、进展期,为发病后 3～10 天。疫毒之邪壅肺,热毒壅盛,故高热,汗出热不解;热毒壅于经络,故身痛;热毒内盛则烦躁,舌红,肺气失宣故干咳、少痰、胸闷、气促。疫毒之邪耗伤气阴,故有乏力、口干。热毒兼湿,湿热阻滞气机,升降失常,则出现脘腹胀满,不欲饮,舌红苔黄腻,脉滑数。

3.治法

清热解毒、宣肺化湿。

4.方药运用

(1)常用方:麻杏石甘汤(《伤寒论》)加减。

(2)组成:生石膏(先煎)、知母、炙麻黄、银花、炒杏仁、生薏苡仁、浙贝母、太子参、生甘草。

(3)加减:烦躁、舌绛、口干、有热入心营之势者,加生地、赤芍、元参、牡丹皮;气短、乏力、口干重者去太子参,加西洋参;恶心呕吐者加制半夏;便秘者加全瓜蒌、生大黄;脘腹胀满、便溏不爽者加焦槟榔、木香。

(4)常用中成药:①安宫牛黄丸,每次 1 丸,每天 2～3 次。清热解毒,豁痰开窍。用于温热病,热邪内陷心包,痰热壅闭心窍,高热烦躁,神昏谵语,或舌謇肢厥,或下利脉实,以及中风窍闭,小儿惊厥属痰热内闭心窍者。②紫雪丹,每次 1 丸,每天 2～3 次。清热解毒,镇痉开窍。用于温热病、热邪内陷心包而致的高热烦躁,神昏谵语、抽风痉厥、口渴唇焦,尿赤便闭,及小儿热盛惊厥。③醒脑静注射液,10～20 mL加入5%葡萄糖注射液或0.9%氯化钠注射液250 mL中,静脉滴注,每天1次。清热解毒,化痰通络,醒神开窍。用于热病神昏、神志不清者。

5.临证参考

本证多见于中期,SARS中期病机以湿热蕴毒、阻遏气机为特点。治疗上强调清化湿热、宣畅气机。湿热偏重及阻滞部位不同,可选用甘露消毒丹、蒿芩清胆汤、达原饮、连朴饮、小柴胡汤、葶苈大枣泻肺汤、苇茎汤加减。早、中期的治疗是减缓病势,减轻病情,特别是减轻极期(达峰期)病情的严重程度的关键,把握好早中二期的治疗,可以降低疾病的严重程度,有利于达峰期的治疗和疾病的控制。

(三)肺闭喘憋

1.症舌脉

高热不退或开始减退,呼吸困难、憋气胸闷,喘息气促,或有干咳、少痰、痰中带血;气短,疲乏无力;口唇紫黯,舌红或黯红,苔黄腻。

2.病机分析

本症多见于进展期及危重期。疫毒之邪闭阻肺气,湿热瘀毒壅肺,肺失宣降,气病及血,故呼吸困难、喘息憋气、胸痛气促,干咳、少痰、痰中带血,口唇紫黯,舌红或黯红,苔黄,脉滑;疫毒耗伤正气,甚则气短疲乏无力,舌质淡黯,舌体胖。

3.治法

清热泻肺、祛瘀化浊、佐以扶正。

4.方药运用

(1)常用方:五虎汤(《仁斋直指方》)加减。

(2)组成:葶苈子、桑白皮、黄芩、郁金、全瓜蒌、蚕砂包、萆薢、丹参、败酱草、西洋参。

(3)加减:气短疲乏喘重者加山萸肉,脘腹胀满、纳差者加厚朴、麦芽,口唇发绀者加三七、益母草。

(4)常用中成药:①双黄连口服液,每次10～20 mL,每天3次。清热解毒,化痰通络,醒神开窍。用于热病神昏、神志不清者。②生脉散口服液,每次10 mL,每天3次。益气,养阴生津。用于气阴两亏,心悸气短,自汗。③清开灵注射液,40 mL加入5%葡萄糖注射液或0.9%氯化钠注射液250 mL中,静脉滴注,每天1次。清热解毒,化痰通络,醒神开窍。用于热病神昏、神志不清者。④香丹注射液,30 mL加入5%葡萄糖注射液或0.9%氯化钠注射液250 mL中,静脉滴注,每天1次。祛瘀止痛,活血通经,清心除烦。主要用于胸中憋闷等症。

5.临证参考

本证见于极期,极期病机以湿热毒盛、耗气伤阴、湿热毒瘀壅肺为主要特点,少数可表现为邪入营血、气竭喘脱;治疗上在祛邪的同时必须重视扶正,前期以湿热毒瘀内盛壅肺为主者,治疗应清热解毒、理气活血化湿、宣肺除壅为主,必要时佐予益气养阴,可用甘露消毒丹加郁金、生蒲黄、益母草、川连、旋覆花、葶苈子、桔梗、枳壳,益气养阴者用太子参,热盛加石膏、羚羊角粉(或羚羊骨或水牛角),亦有气营两燔证,可用清瘟败毒饮加味治疗。后期正气亏虚,易发展为内闭外脱。

(四)内闭外脱

1.症舌脉

呼吸窘迫、憋气喘促、呼多吸少、语声低微,躁扰不安,甚则神昏,汗出肢冷,口唇紫黯,舌黯红,苔黄腻。

2.病机分析

本证见于危重症 SARS。湿热毒瘀闭肺,肺气欲绝,故呼吸极度困难,喘息气促、呼多吸少;肺病及心,气病及血,气损及阳,阳气亡脱于外,见心悸;严重者心阳暴脱,可见心率猝然缓慢,体温血压下降,四末发冷,冷汗淋漓,脉象沉细欲绝,本证虚实并见,病情危重。

3.治法

益气敛阴、回阳固脱、化浊开闭。

4.方药运用

(1)常用方:参附汤(《重订严氏济生方》)合生脉散(《医学启源》)加减。

(2)组成:红参另煎兑服、麦冬、郁金、三七、炮附子、山萸肉。

(3)加减:热盛神昏者上方送服安宫牛黄丸,冷汗淋漓者加煅龙骨、牡蛎,肢冷者加桂枝、干姜,喉间痰鸣者加用猴枣散。

(4)常用中成药:①生脉散口服液,每次 10 mL,每天 3 次。益气,养阴生津。用于气阴两亏,心悸气短,自汗。②生脉注射液,20～40 mL 加入 5% 葡萄糖注射液或 0.9% 氯化钠注射液 250 mL 中,静脉滴注,每天 1 次。益气养阴,复脉固脱。用于气阴两亏,脉虚欲脱的心悸、气短、四肢厥冷、汗出、脉欲绝等证候者。③参麦注射液,50 mL 静脉滴注,每天 1 次。益气固脱,养阴生津,生脉。用于治疗气阴两虚型之休克。④参附注射液,20 mL 加入 5% 葡萄糖注射液或 0.9% 氯化钠注射液 20 mL 中,静脉推注,每天 1～2 次。回阳救逆,益气固脱。主要用于阳气暴脱的厥脱症(感染性休克等)。

5.临证参考

本证见于极期的后阶段,痰湿瘀血壅塞肺气,肺气郁闭,脾肺气虚为主,给予补气健脾,理气活血,化痰祛湿,泻肺除壅,选用补中益气汤合五虎汤,葶苈大枣泻肺汤治疗,并加二陈汤、三子养亲汤、小承气汤加强理气化湿除壅,加泽兰、生蒲黄、益母草、桃仁、红花活血化瘀,若合并气阳虚衰,加熟附子、小茴香、桂枝,合并浮肿加五苓散、真武汤。若出现闭证者热闭送服安宫牛黄丸或紫雪散,寒闭者送服苏合香丸。若出现脱证者气阳外脱予四逆汤灌服,气阴外脱予生脉汤或独参汤灌服,并静脉使用参附、参麦、丹参注射液等。

(五)气阴亏虚、痰瘀阻络

1.症舌脉

胸闷、气短,神疲乏力,动则气喘;或见咳嗽;自觉发热或低热,自汗,焦虑不安、失眠、纳呆,口干咽燥,脱发,月经异常,舌红少津,舌苔黄,或伴便溏、胸脘痞闷,胸胁胀痛,舌黯淡,苔腻,脉弦。

2.病机分析

本证多见于恢复期,为发病后10～14天以后。经治疗后热毒、疫邪渐退,气阴耗损,表现为气阴亏虚,湿热瘀血未清,此所谓温病"炉火虽灭,烟中有火",患者出现倦怠乏力,自汗,食欲不振,动则气喘,舌胖有齿痕等气虚表现,还兼有盗汗、两颧潮红、心悸、口干、咽燥、脱发、月经紊乱等肝肾阴虚气虚的表现。

3.治法

益气养阴、化痰通络。

4.方药运用

(1)常用方:沙参麦冬汤(《温病条辨》)加减。

(2)组成:党参、沙参、麦冬、生地、赤芍、紫菀、浙贝、麦芽。

(3)加减:气短气喘较重、舌黯者去党参改丹参,加三七、五味子、山萸肉,自觉发热或心中烦热、舌黯者加青蒿、黄柏、牡丹皮,大便偏溏者加茯苓、白术,焦虑不安者加醋柴胡、香附,失眠者加炒枣仁、远志,湿重者加茵陈、泽泻,腰膝酸痛者加龟甲、鳖甲、川断、杜仲。

(4)常用中成药:①生脉散口服液,每次10 mL,每天3次。益气,养阴生津。用于气阴两亏,心悸气短,自汗。②参麦注射液,50 mL静脉滴注,每天1次。益气固脱,养阴生津,生脉。用于治疗气阴两虚型之休克等。③香丹注射液,30 mL加入5%葡萄糖注射液或0.9%氯化钠注射液250 mL中,静脉滴注,每天1次,7天为1疗程,用1～2个疗程。祛瘀止痛,活血通经,清心除烦。用于胸中憋闷等症。

5.临证参考

本证常见于后期,SARS后期病机以正虚邪恋为主要特点;主要分为气阴两伤、肺脾气虚两种证候,易夹热夹湿夹瘀;治疗强调扶正透邪。根据虚实不同偏重情况给予补气、养阴、清热、化湿、活血治疗;属气阴两伤证可选用参麦散或沙参麦冬汤加减;属肺脾气虚夹湿夹瘀证可选用李氏清暑益气汤或参苓白术散合血府逐瘀汤等加减。肺脾气虚甚者可选补中益气汤。湿热瘀留恋重者用三仁汤加生蒲黄、益母草、桃仁、红花、桔梗、枳壳等清热祛湿,理气活血治疗。此期部分患者出现皮疹、白痦、皮肤瘙痒,为湿热病邪蕴肺,郁蒸肌肤所致,应用宣肺透邪,清泄湿热,凉营透疹之法,顺势以治之,方选麻黄连翘赤小豆汤或银翘散加地肤子、白鲜皮、防风、蝉衣、桑叶、赤勺、牡丹皮、土茯苓、生首乌、细生地等治疗。本期可辨证静脉使用参麦针、黄芪注射液、香丹针;口服生脉散口服液、血府逐瘀口服液、百令胶囊。

八、按主症辨证论治

(一)发热

1.湿热遏阻

(1)临床表现:发热,伴恶寒,无汗或汗出不畅,身重,乏力,胸闷脘痞,口干饮水不多,或见呕恶纳呆,大便溏泄,舌淡红或偏红,苔薄白腻,脉浮略数。

(2)治法:宣化湿热、透邪外达。

(3)方药运用。

常用方:甘露消毒丹(《医效秘传》)合升降散(《寒温条辨》)加减。

组成:杏仁、滑石、通草、白蔻仁、竹叶、厚朴、生薏苡仁、法半夏、白僵蚕、片姜黄、蝉衣蜕、苍术、青蒿、黄芩。

加减:恶寒重者,加麻黄、羌活、防风疏风散寒;呕恶纳呆、大便溏泄者加藿香、佩兰、苏梗祛湿止泻;恶寒发热明显者,加麻黄、生石膏散寒清热;寒热往来,舌苔如积粉者,加用草果、知母清热化湿养阴。

常用中成药:①柴胡注射液,4 mL,肌内注射。疏解退热。用于发热等症。②紫雪丹,每次1丸,每天2~3次。清热解毒,镇痉开窍。用于温热病、热邪内陷心包而致的高热烦躁、神昏谵语、抽风痉厥、口渴唇焦,尿赤便闭。③小柴胡颗粒,每次1袋,每天3次。解表散热,疏肝和胃。用于寒热往来,胸胁苦满,心烦喜吐,口苦咽干。④清开灵注射液,20~40 mL加入5%葡萄糖注射液或0.9%氯化钠注射液 250 mL 中,静脉滴注,每天 1 次。清热解毒,化痰通络,醒神开窍。用于热病神昏、神志不清者。

(4)临证参考。

早期发热重视强调宣透清化,给邪出路,针对风、湿、热邪治疗,以辛凉解表、疏风祛湿、清热解毒为主要治则,常用方剂有藿香正气散、小柴胡汤、银翘散、升降散、甘露消毒丹、三仁汤、藿朴夏苓汤等。

2.表寒里热夹湿

(1)临床表现:发热恶寒俱重,甚则寒战壮热,伴有头痛、身痛、关节痛、咽干或咽痛,口干饮水不多,干咳少痰,舌偏红,苔薄黄微腻,脉浮数。

(2)治法:疏风解表、清热解毒、宣肺化湿。

(3)方药运用。

常用方:银翘散(《温病条辨》)、麻杏甘石汤(《伤寒论》)合升降散(《寒温条辨》)加减。

组成:麻黄、生石膏、炒杏仁、炙甘草、白僵蚕、片姜黄、蝉衣、薄荷、连翘、金银花、黄芩、芦根、生薏苡仁。

加减:呕吐属湿热,加黄连、竹茹、橘皮清热化湿;属寒湿,加苏梗、藿香梗、生姜散寒祛湿止呕。大便秘结加生大黄、虎杖、枳壳、全瓜蒌清热行气通腑;泄泻偏湿热,加葛根、川连、车前子清热化湿;偏寒湿,加藿香、砂仁、茯苓散寒祛湿止泻。

常用中成药:①藿香正气口服液,每次 10 mL,每天 3 次。解表祛暑,化湿和中。用于外感风寒,内伤湿滞,夏伤暑湿,头痛昏重,脘腹胀痛,呕吐泄泻。②安宫牛黄丸,每次 1 丸,每天 2～3 次。清热解毒,豁痰开窍。用于温热病,热邪内陷心包,痰热壅闭心窍,高热烦躁,神昏谵语,或舌謇肢厥等。③紫雪丹,每次 1 丸,每天 2～3 次。清热解毒,镇痉开窍。用于温热病、热邪内陷心包而致的高热烦躁,神昏谵语、抽风痉厥、口渴唇焦,尿赤便闭。④开灵注射液:20～40 mL 加入 5％葡萄糖注射液或 0.9％氯化钠注射液 250 mL 中,静脉滴注,每天 1 次。清热解毒,化痰通络,醒神开窍。用于热病神昏、神志不清者。

(4)临证参考。

本证属卫气同病,当注意辨别卫气分证的偏颇及热、湿孰重孰轻,斟酌清热解毒、化湿、退热三者的力度的不一。湿与热轻重不同则治法有别,正如《温病条辨》云:"温热湿温为本书两大纲,温热从口鼻吸受,并无寒证,最忌辛温表散……湿温为三气杂感,浊阴弥漫,有寒有热传变不一,全要细察兼证,湿热二气偏多偏少,方可论治,以此意求之无余蕴矣。"常用方剂为麻杏石甘汤、白虎汤、甘露消毒丹、蒿芩清胆汤、三黄石膏汤。

3.邪阻膜原

(1)临床表现:发热、恶寒,或有寒热往来,伴有身痛、呕逆、口干苦、纳差,或伴呛咳、气促,舌苔白浊腻,脉弦滑数。

(2)治法:疏解透达膜原湿浊。

(3)方药运用。

常用方:达原饮加减(《瘟疫论》)。

组成:厚朴、知母、草果、黄芩、柴胡、法半夏、杏仁、生薏苡仁、滑石。

加减:干咳或呛咳明显,加百部、前胡、杏仁宣肺止咳;咯血丝痰,加用桑叶、茅根、三七粉清热止血。

常用中成药:①安宫牛黄丸,每次1丸,每天2~3次。清热解毒、豁痰开窍。用于温热病,热邪内陷心包,痰热壅闭心窍,高热烦躁,神昏谵语,或舌謇肢厥,或下利脉实,以及中风窍闭,小儿惊厥属痰热内闭心窍者。现用于乙型脑炎、流行性脑脊髓膜炎、中毒性痢疾、尿毒症、脑血管意外、中毒性肝炎、肝昏迷等属痰热昏厥者。②紫雪丹,每次1丸,每天2~3次。清热解毒,镇痉开窍之功。用于温热病、热邪内陷心包而致的高热烦躁,神昏谵语、抽风痉厥、口渴唇焦,尿赤便闭。③醒脑静注射液,10~20 mL加入5%葡萄糖注射液或0.9%氯化钠注射液250 mL中,静脉滴注,每天1次。清热泻火,凉血解毒,开窍醒脑。

(4)临证参考。

本证以湿遏热郁为特征,应加强疏利透达之法,直达膜原、捣庚气之巢穴,使邪热内溃,汗出自然而解。

4.逆传心包,邪入营血

(1)临床表现:身热夜甚,烦躁,或昏蒙,喘促,倦卧于床,甚则不能活动、不能言语,呛咳或有咯血,口干不欲饮,汗出,舌红绛或黯紫,苔少,脉虚细数,唇黯面紫;或汗出如雨,四肢厥逆,脉微欲绝。

(2)治法:清营解毒开窍。

(3)方药运用。

常用方:清营汤(《温病条辨》)合生脉散(《医学启源》)加减。

组成:水牛角、生地黄、玄参、金银花、西洋参(另炖服)、麦冬、山茱萸。

加减:阳虚欲脱者,加熟附子、红参益气温阳;阴虚欲脱者,加大山茱萸用量,伍用红参益气养阴固脱。

常用中成药:①安宫牛黄丸,每次1丸,每天2～3次。清热解毒,豁痰开窍。用于温热病,热邪内陷心包,痰热壅闭心窍,高热烦躁,神昏谵语,或舌謇肢厥,或下利脉实者。②紫雪丹,每次1丸,每天2～3次。清热解毒,镇痉开窍之功。用于温热病、热邪内陷心包而致的高热烦躁,神昏谵语、抽风痉厥、口渴唇焦,尿赤便闭,及小儿热盛惊厥。③脑静注射液,10～20 mL加入5％葡萄糖注射液或0.9％氯化钠注射液250 mL中,静脉滴注,每天1次。清热泻火,凉血解毒,开窍醒脑。用于热入营血,内陷心包,高热烦躁,神昏谵语,舌绛脉数。

(4)临证参考。

本证以清热凉营解毒为主,气营同治,加强气营分证的治疗,透营转气,透气转卫,以扭转病势。此证病情较重,救治方药首先选用静脉途径给药的注射剂。清开灵注射液在退热,抗内毒素致肺水肿和化学性肺损伤、多脏功能损害及血小板下降等方面都有明显的作用,可以考虑将清开灵注射液作为中西医结合治疗SARS的基础用药,其主要功能为解毒清热、化痰通络、醒神开窍。配合其他药物进行综合治疗。若出现厥证、脱证者可应用参麦注射液、生脉注射液、黄芪注射液等。

5.气阴两虚

(1)临床表现:低热,心烦,口干、汗出,乏力,气短,纳差,舌淡红,质嫩,苔少或苔薄少津,脉细或细略数。

(2)治法:益气养阴。

(3)方药运用。

常用方:生脉散(《医学启源》)或沙参麦冬汤加减(《温病条辨》)。

组成:太子参、沙参、麦冬、白扁豆、炙甘草、山药、玉竹、法半夏、芦根。

加减:纳差明显,加神曲、炒麦芽、鸡内金健脾开胃;汗出明显加煅牡蛎、五味子、浮小麦敛汗;心悸、怔忡加珍珠母、生龙齿、酸枣仁安神定悸。

常用中成药:①脉饮口服液,每次10 mL,每天3次。益气,养阴生津。用于气阴两亏,心悸气短,自汗。②生脉注射液,20～40 mL加入5％葡萄糖注射液或0.9％氯化钠注射液250 mL中,静脉滴注,每天1次。益气养阴,复脉固脱。用于气阴两亏,脉虚欲脱的心悸、气短、四肢厥冷、汗出、脉欲绝者。③参麦注射液,50 mL静脉滴注,每天1次。益气固脱,养阴生津,生脉。用于治疗气阴两虚型之休克。

(4)临证参考。

本证为邪气祛尽,气阴两虚,治法以益气养阴固本,用西洋参、生地、知母、麦冬、天花粉为主组方。

(二)喘憋

1.温毒犯肺

(1)临床表现:喘促气急,烦躁不安,高热面赤,舌红,苔黄,脉弦数。

(2)治法:清热解毒,降气平喘。

(3)方药运用。

常用方:白虎汤(《伤寒论》)加减。

组成:石膏、知母、黄芩、栀子、芦根、葶苈子、粳米、甘草。

加减:若腑实便秘,腹满而喘,舌苔黄燥者,加玄参、生大黄、芒硝以泻下热结,荡涤积滞,通畅腑气;若兼痰涎壅滞,可加石膏、生大黄、杏仁、瓜蒌皮以清热涤痰,若因化脓性感染热毒壅肺者,可加黄连、黄芩、黄柏、栀子、苇茎、瓜蒌皮、桃仁、葶苈子以清热解毒祛痰。

常用中成药:①安宫牛黄丸,每次1丸,每天2～3次。清热解毒,豁痰开窍。用于温热病,热邪内陷心包,痰热壅闭心窍,高热烦躁,神昏谵语,或舌謇肢厥,或下利脉实者。②紫雪丹,每次1丸,每天2～3次。清热解毒,镇痉开窍。用于温热病、热邪内陷心包而致的高热烦躁,神昏谵语、抽风痉厥、口渴唇焦,尿赤便闭,及小儿热盛惊厥。③开灵注射液,20～40 mL加入5%葡萄糖注射液或0.9%氯化钠注射液250 mL中,静脉滴注,每天1次。清热解毒,化痰通络,醒神开窍。用于热病神昏、神志不清。

(4)临证参考。

该证应注意先证用药,截断病势。瘟疫尚不同于一般的温病,其发病急,传变快,已不能因循"卫之后方言气,营之后方言血"的温病治疗规律,"必伏其所主,而先其所因"(《素问·至真要大论》),正如吴又可所云:"数日之法,一日行之,因其毒甚,传变亦速,用药不得不紧"。由于SARS病变发展迅速,早期初见咳嗽即可见高热,肺部出现片状阴影,病重患者短时之间即可出现肺部大面积实变导致呼吸困难,病情迅速加重,故中药治疗应先证用药,加强清热解毒,重锤出击,截断病势。

2.痰热壅肺

(1)临床表现:呼吸急促,喉间痰鸣,胸中窒闷。舌红、苔黄厚腻,脉滑数。

(2)治法:清热涤痰、降逆平喘。

(3)方药运用。

常用方:导痰汤(《重订严氏济生方》)加减。

组成:法半夏、陈皮、竹黄、胆南星、竹沥、茯苓、葶苈子。

加减:喘甚者,加苏子、白芥子、莱菔子化痰降气;舌红苔黄、发热口干者,加黄连、黄芩清热解毒。

常用中成药:①鲜竹沥口服液,每次 10 mL,每天 3 次。清热化痰。用于肺炎咳嗽痰多,气喘胸闷,痰涎壅盛。②猴枣散,每天 1 次,分 3 次服。清热化痰。治疗祛风除痰,清热定惊。③痰热清注射液,20 mL 加入 5％葡萄糖注射液 250 mL中,静脉滴注,每天 1 次。清热、解毒、化痰。用于风温肺热病属痰热阻肺证,症见:发热、咳嗽、咳痰不爽、口渴、舌红、苔黄等。

(4)临证参考。

戾气疫毒为 SARS 的主要致病原因,疫毒犯肺贯穿疾病始终。因此,解毒至关重要。本证见于 SARS 进展期,病机为疫毒侵袭、热毒壅盛、痰热壅阻肺络,治疗以清热解毒、宣肺化痰泄热为大法。清热解毒重在病因、病位治疗,重用入肺药宣畅肺气,宣泄肺热,疏畅肺络,直达病位。

3.瘀血阻肺

(1)临床表现:呼吸喘急、张口抬肩、胸胁刺痛、口唇青紫、舌质紫黯、脉弦或涩。

(2)治法:活血化瘀、降逆平喘。

(3)方药运用。

常用方:血府逐瘀汤(《医林改错》)加减。

组成:当归、生地黄、桃仁、红花、枳壳、赤芍、柴胡、桔梗、川芎、牛膝、苏子、葶苈子、甘草。

加减:气滞者,加莱菔子、沉香行气;痰多者,加瓜蒌、橘红、法半夏加强化痰。

常用中成药:①参注射液,每次 2 mL,每天 1 次,肌内注射。或 20 mL,加入 5％葡萄糖注射液或 0.9％氯化钠注射液 250 mL 中,静脉滴注,每天 1 次。活血化瘀。用于血瘀证。②川芎嗪注射液,160 mg 加入 5％葡萄糖注射液或 0.9％氯化钠注射液 250 mL 中,静脉滴注,每天 1 次。活血化瘀,抗血小板凝集,扩张血管。用于血瘀证。③香丹注射液,20～30 mL 加入 5％葡萄糖注射液或 0.9％氯化钠注射液 250 mL 中,静脉滴注,每天 1 次。祛瘀止痛,活血通经,清心除烦。用于血瘀证。

(4)临证参考。

疫毒袭肺,湿热蕴肺,肺络瘀滞,热毒瘀浊,化生痰湿,留聚于肺,痰浊交结,壅塞成痹。临床治疗上,清热解毒、宣化痰浊等方药,都可改善瘀滞状况,但还要早期使用活血化瘀药物,包括静脉滴注化瘀通脉注射液等,对减轻渗出,控制肺纤维化进展有积极作用。

4.气阴两虚

(1)临床表现:喘促不宁,气短不续,语声低怯,自汗畏风,或烦热口干,咽喉不利,面颊潮红,舌质淡红或舌红苔剥,脉软弱或细数。

(2)治法:益气养阴补肺。

(3)方药运用。

常用方:生脉散(《内外伤辨惑论》)合补肺汤(《永类钤方》)加减。

组成:党参或人参、黄芪、麦冬、五味子、熟地黄、紫菀、款冬花、桑白皮、丹参、玉竹、百合、紫石英。

加减:汗出明显,加浮小麦、糯稻根、煅牡蛎益气敛汗;五心烦热,加知母、地骨皮、银柴胡滋阴清热。

常用中成药:①生脉散口服液,每次 10 mL,每天 3 次。益气、养阴、生津。用于气阴两亏、心悸气短、自汗者。②脉注射液,20～40 mL 加入 5% 葡萄糖注射液或 0.9% 氯化钠注射液 250 mL 中,静脉滴注,每天 1 次。益气养阴,复脉固脱。用于气阴两亏,脉虚欲脱的心悸、气短、四肢厥冷、汗出、脉欲绝等。③参麦注射液,50 mL 静脉滴注,每天 1 次。益气固脱,养阴生津,生脉。用于治疗气阴两虚型之休克等。

(4)临证参考。

SARS后期邪伏阴分壮热退后余热未清,气阴已伤。在益气养阴基础上宜养阴透热,用滋阴清热的鳖甲、知母、生地与清透伏热的青蒿、秦艽、柴胡、地骨皮等配合组方。

5.阴阳俱虚

(1)临床表现:喘促甚剧,张口抬肩,鼻煽气促,心慌动悸,烦躁不安,面色晦暗,自汗神疲,语言低微,四肢厥逆,唇面四末发绀,舌淡黯或干红少津,脉沉弱。

(2)治法:滋阴扶阳固脱,镇摄肾气。

(3)方药运用。

常用方:参附汤《重订严氏济生方》合人参蛤蚧散(《薄济方》)加减。

组成:附片、人参、生地黄、熟地黄、山药、山茱萸、核桃肉、麦冬、五味子、蛤蚧。

加减:汗出如珠者,加龙骨、牡蛎收摄敛汗;喘逆欲脱者,加服黑锡丹回阳固脱。

常用中成药:①黑锡丹,每次 10 g,每天 1 次。温壮下元,镇纳浮阳。真阳不足,肾不纳气,浊阴上泛,上盛下虚,痰壅胸中,上气喘促,四肢厥逆,冷汗不止,舌淡苔白,脉沉微;奔豚,气从小腹上冲胸,胸胁脘腹胀痛,或疝腹痛,肠鸣滑泄,或男子阳痿精冷,女子血海虚寒,月经不调,带下清稀,不孕。②参附注射液,20 mL加入 5% 葡萄糖注射液或 0.9% 氯化钠注射液 20 mL 中,静脉推注,每天 1～2 次。回阳救逆,益气固脱。主要用于阳气暴脱的厥脱症和阳虚(气虚)所致的惊悸、怔忡、喘咳等。③黄芪注射液,30 mL 加入 5% 葡萄糖注射液或 0.9% 氯化钠注射液 250 mL 中,静脉滴注,每天 1 次。补中益气。用于气虚乏力、脾虚泄泻,及一些气衰血虚之症。

(4)临证参考。

SARS 疫毒为热毒、湿毒并见,依火与元气不两立之说,热毒必是伤阴耗气;至于湿毒,以湿浊为阴邪,缠绵稽留则伤阳气。从证候因素看,早期疫毒炽盛,正邪交争而"虚"不明显,尤其罹病者多中壮年,更是如此。中期、极期病情恶化者虚证日渐突出,先在肺肾,出气纳气障碍,金水不得相生,呈气阴两虚,若疫毒败坏形体,络阻窍闭瘀必加重,再则阴精、阳气耗损,可见喘脱,此证治疗当以敛阴回阳固脱为要,临证之中,须细审微症,动态观察,但有气脱亡阳征兆,早期大剂使用回阳救逆之品,可选静脉滴注参附注射液、参脉注射液＋复方丹参注射液等。

九、预防与调理

(一)基本原则

(1)根据中医防治疾病的理论和经验,预防疾病主要是在日常生活中要注意养生保健,合理饮食,劳逸适度,增强体质。在《社区综合性预防措施(试行)》的基础上,在 SARS 流行地区,对接触或可疑接触 SARS 患者的极易感者,可在医师的指导下合理应用中医药预防方法和措施。

(2)在应用中药预防时,要区别不同情况,因时、因地、因人选择中药预防处方。老人、儿童应在医师的指导下服用;慢性疾病患者及妇女经期、产后慎用;孕妇禁用。中药预防处方不宜长期服用,一般服用 3～5 天。服用中药预防处方后感觉不适者,应立即停止服药,并及时咨询医师;对中药预防处方中的药物有过敏史者禁用;过敏体质者慎用。不要轻信所谓秘方、偏方、验方,应由执业医师开具处方使用预防中药。

(二)药物预防

在实施《社区综合性预防措施(试行)》的基础上,为提高健康人群对 SARS 的抵抗力,建议参考使用以下中医预防措施。

(1)一般健康人群服用的中药处方:①鲜芦根 20 g,银花 15 g,连翘 15 g,蝉衣 10 g,僵蚕 10 g,薄荷 6 g,生甘草 5 g。水煎代茶饮,连续服用 7～10 天。②苍术 12 g,白术 15 g,黄芪 15 g,防风 10 g,藿香 12 g,沙参 15 g,银花 20 g,贯众 12 g。水煎服,每天 2 次,连续服用 7～10 天。③贯众 10 g,银花 10 g,连翘 10 g,大青叶 10 g,苏叶 10 g,葛根 10 g,藿香 10 g,苍术 10 g,太子参 15 g,佩兰 10 g。水煎服,每天 2 次,连续服用 7～10 天。

(2)与 SARS 病例或疑似病例有接触的健康人群在医生指导下服用的中药处方:①黄芪 15 g,银花 15 g,柴胡 10 g,黄芩 10 g,板蓝根 15 g,贯众 15 g,苍术 10 g,生薏苡仁 15 g,藿香 10 g,防风 10 g,生甘草 5 g。水煎服,每天 2 次,连续服用 10～14 天。

(三)生活、行为预防

(1)在 SARS 流行期间或有 SARS 病例发生的区域,要避免过多外出,避免去公共场所,如商场、医院等人群密度较大,通风不良的场所,在乘坐电梯或公交车等交通工具时要戴口罩。

(2)家庭居室注意开窗通风,保持清洁,定期消毒。

(3)在家庭或医院有已知 SARS 病例发生后,与 SARS 患者接触的人员要进行隔离观察,不能进入公共场所。

(四)心理预防

(1)正确认识 SARS 的流行性、危害性,防止不必要的紧张,客观分析疫情,学习、了解预防疾病的方法。经常与亲人、朋友交流信息,沟通感情,保持良好的心态。

(2)得知自己的亲人或朋友患病后,应该正确对待,面对现实,不要惊慌失措,切实做好自己生活环境的消毒防护。若与患者有过密切接触,应该按照卫生防疫部门的要求进行隔离观察。若自己有身体不适等情况,当及时就诊,不要心存侥幸或回避诊疗。避免过度紧张,保持乐观的心态。

十、预后与转归

在所有 SARS 患者中大约有 30％的病例属于重症病例,其中部分可能进展至急性肺损伤或 ARDS,甚至死亡。2002~2003 年流行中,我国 SARS 的病死率为 7%。老年人所占比例较大(60 岁以上患者的病死率为 11~14%,其死亡人数约占全部死亡人数的 44%)。随着年龄增加,病死率也增加,合并其他疾病如高血压病、糖尿病、心脏病、肺气肿及肿瘤等疾病的患者病死率高。

相当数量的 SARS 患者在出院后仍遗留有胸闷、气短和活动后呼吸困难等症状,这在重症患者中尤为常见。复查 X 线胸片、HRCT 可发现不同程度的肺纤维化样改变和肺容积缩小,通常以 HRCT 的改变最明显。血气分析可有 PaO_2 下降,肺功能检查显示限制性通气功能(包括肺总量和残气量)障碍和弥散功能减退。但是,随着出院时间的延长,多数患者遗留的症状可逐渐减轻直至消失,肺功能可逐渐恢复,肺纤维化样病变也可逐渐吸收。部分 SARS 患者在出院后遗留有肝肾功能损害,但原因尚不完全清楚,不排除药物性损害的可能。其中,以肝功能异常较为常见,主要表现为丙氨酸氨基转移酶(ALT)和天冬氨酸氨基转移酶(AST)的异常,大多程度较轻,无须处理,少数需要护肝治疗。随着出院时间的延长,一般均可恢复正常,很少遗留持久性肝功能损害。SARS 患者出院后应定期复查肝、肾功能,直至正常或明确有其他原因为止。骨质疏松和股骨头缺血性坏死在 SARS 患者恢复期并非罕见,尚未证实此种异常表现与 SARS 病变波及骨骼有关。主要发生于长期大剂量使用糖皮质激素的患者,对于长期大剂量使用糖皮质激素的患者,出院后应定期复查骨密度、髋关节 X 线片,特别是对有骨关节症状的患者,必要时还应进行股骨头 MRI 检查,以早期发现股骨头的缺血性病变。

参考文献

[1] 吕英.李可古中医学派精要[M].北京:中国中医药出版社,2020.

[2] 王少英.临床中医诊疗精粹[M].北京:中国纺织出版社,2020.

[3] 马烈光,樊旭.中医养生学导论[M].北京:中国中医药出版社,2020.

[4] 周德生.中医入门捷径[M].长沙:湖南科学技术出版社,2020.

[5] 张庆祥.中医基础理论[M].济南:山东科学技术出版社,2020.

[6] 任健.中医诊断学[M].济南:山东科学技术出版社,2020.

[7] 苏娜娜,卢甜,李瑞国.中医的奥秘[M].北京:中国中医药出版社,2020.

[8] 刘文江.中医入门[M].西安:陕西科学技术出版社,2020.

[9] 刘哲.中医功法[M].郑州:郑州大学出版社,2020.

[10] 张斌.中医启蒙[M].福州:福建科学技术出版社,2020.

[11] 陈家旭.中医证候研究[M].北京:中国中医药出版社,2020.

[12] 贺琨.现代中医基础与临床[M].长春:吉林科学技术出版社,2020.

[13] 王萍,王多德,杨晓南.中医诊断与医疗[M].北京:中医古籍出版社,2020.

[14] 邹丽妍.中医内科临床实践[M].长春:吉林科学技术出版社,2020.

[15] 钱冲.中医基础理论认知[M].郑州:郑州大学出版社,2020.

[16] 陈新宇,张永涛,潘涛.中医内科学[M].北京:中国中医药出版社,2020.

[17] 刘清泉.实用中医急诊学[M].北京:中国中医药出版社,2020.

[18] 李桂勇.实用中医理论与诊治[M].北京:科学技术文献出版社,2020

[19] 王玉光,史锁芳.中医内科学[M].北京:人民卫生出版社,2020.

[20] 徐云生,王玉光.中医临床思维[M].北京:中国中医药出版社,2020.

[21] 周艳艳.中医妇科学[M].太原:山西科学技术出版社,2020.

[22] 刘相静.常见病症中医诊治[M].北京:科学技术文献出版社,2020.

[23] 彭清华,刘旺华.中医诊断现代研究[M].长沙:湖南科学技术出版社,2020.

[24] 孙作乾,洪珍兰,张志明.中医护理技术[M].武汉:华中科学技术大学出版社,2020.

[25] 郭翠华.中医诊断学[M].西安:陕西科学技术出版社,2020.

[26] 史纪增.临床中医诊治精要[M].长春:吉林科学技术出版社,2020.

[27] 周飞升,马云锐,陈新.中医诊断学[M].长春:吉林科学技术出版社,2020.

[28] 周渭.实用中医学理论与实践[M].天津:天津科学技术出版社,2020.

[29] 林吉品.实用中医临证诊治[M].长春:吉林科学技术出版社,2020.

[30] 赵政,色佳鸿,石光.偏头痛非头痛症状的中医辨证[J].中医药导报,2021,27(1):207-210.

[31] 别明珂,蔡虎志,陈青扬,等."四时调阳"膏方治疗慢性失眠[J].湖南中医药大学学报,2021,41(1):107-110.

[32] 李振宇,王檀.王檀教授应用潜镇法治疗肺胀经验[J].中医临床研究,2020,12(34):80-82.

[33] 罗敬月,史利卿,季坤,等.哮病湿热郁肺病机探讨[J].环球中医药,2019,12(12):1919-1921.

[34] 王玉,于文霞,李继安.浅析柴胡桂枝汤治疗痿病经验[J].中医临床研究,2019,11(1):13-16.

[35] 邹文静,裘涛.裘昌林益疏并举治疗痿病经验撷菁[J].中国中医急症,2019,28(10):1845-1846.

[36] 樊碧发.重视头痛诊断,开展专科治疗[J].中华疼痛学杂志,2020,16(5):337-338.

[37] 田明达,谢腾飞.风温肺热病中医临床路径的分析[J].医药前沿,2020,10(14):204-205.

[38] 李燕君.麻杏石甘汤穴位离子导入治疗风温肺热病对患者炎症因子的影响[J].内蒙古中医药,2020,39(11):66-68.

[39] 郭星宏.头痛症状的临床观察[J].医药界,2020(7):123-124.